U0385826

中药现代化研究系列

田基黄
基于多学科组合
技术的研究

苏薇薇　王永刚　姚宏亮　李沛波　刘孟华　彭　维　　著

中山大学出版社
SUN YAT-SEN UNIVERSITY PRESS
·广州·

图书在版编目（CIP）数据

田基黄基于多学科组合技术的研究 / 苏薇薇，王永刚，姚宏亮等著 . —广州：中山大学出版社，2020.6
（中药现代化研究系列）
ISBN 978 - 7 - 306 - 06815 - 6

Ⅰ. ①田…　Ⅱ. ①苏…　②王…　③姚…　Ⅲ. ①中药化学成分—研究　Ⅳ. ①R284

中国版本图书馆 CIP 数据核字（2019）第 293395 号

出 版 人：王天琪
策划编辑：曾育林
责任编辑：曾育林
封面设计：刘　犇
责任校对：谢贞静
责任技编：何雅涛
出版发行：中山大学出版社
电　　话：编辑部 020 - 84110779，84110283，84111997，84110771
　　　　　发行部 020 - 84111998，84111981，84111160
地　　址：广州市新港西路 135 号
邮　　编：510275　传　真：020 - 84036565
网　　址：http：//www. zsup. com. cn　E-mail：zdcbs@ mail. sysu. edu. cn
印 刷 者：广州市友盛彩印有限公司
规　　格：787mm×1092mm　1/16　13.125 印张　326 千字
版次印次：2020 年 6 月第 1 版　2020 年 6 月第 1 次印刷
定　　价：58.00 元

内 容 提 要

　　本书呈现在大家面前的，是中山大学苏薇薇教授团队的原创性研究成果。本书对中药田基黄进行了基于多学科组合技术的研究。全书分四章：第一章，田基黄化学物质基础研究；第二章，田基黄色谱指纹特征的化学模式识别研究；第三章，田基黄的药效学评价；第四章，田基黄的安全性评价。本研究为田基黄的开发利用提供了依据。

《田基黄基于多学科组合技术的研究》 著者

苏薇薇　王永刚　姚宏亮　　李沛波　刘孟华　彭　维

目 录

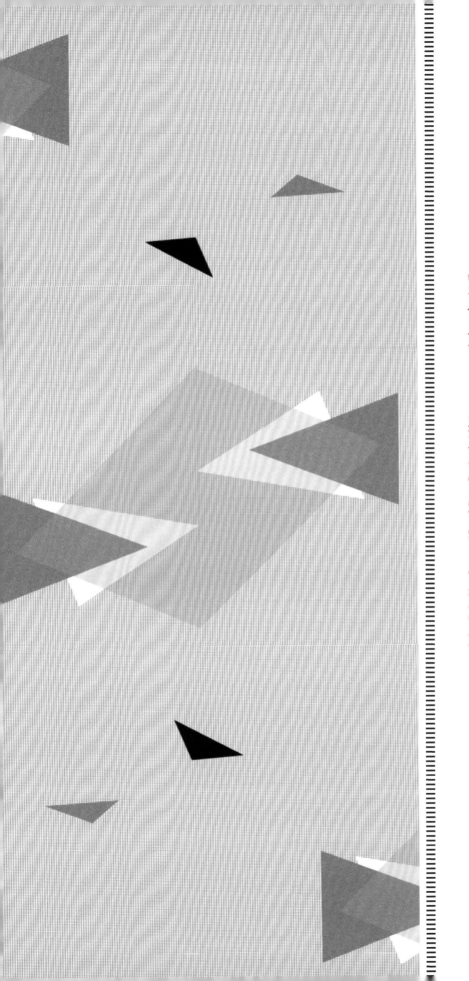

第一章　田基黄化学物质基础研究

第一节 研究概述

中药化学物质研究是阐释中药药效物质基础的关键，也一直是中药研究的热点和难点。田基黄是我国传统中药，并作为抗肝炎药物使用已久。目前对田基黄化学成分的研究多关注一种、几种或一类成分[1-7]，未见对其整体化学物质组成的相关研究报道。

本研究采用超高压液相色谱串联四级杆飞行时间质谱技术（UFLC－Q－TOF－MS/MS）对田基黄化学成分进行在线分离，共鉴定出包括有机酸、黄酮类、叫酮在内的 39 个化合物，为田基黄药材及其制剂的质量控制提供可靠依据，也为其药效物质基础研究和活性基团开发提供理论基础。

第二节 UFLC－Q－TOF－MS/MS 分析

【实验材料】

（一）仪器

日本 SHIMADZU 公司超快速高效液相色谱仪（LC－20AD－XR 二元泵、SIL－20AD－XR 自动进样器、CTO－20A 柱温箱，日本岛津公司）；美国 AB SCIEX 公司四级杆－飞行时间质谱仪（Triple TOF 5600）；系列精密移液器（德国 Eppendorf 公司）。

（二）对照品

槲皮苷（批号：111538－200504）、芦丁（批号：100080－201408）、槲皮素（批号：100081－201408）、没食子酸（批号：110831－201204）、原儿茶酸（批号：110809－201205）、表儿茶素（批号：110878－200102）、金丝桃苷（批号：111521－201406）、异槲皮苷（批号：111809－201403）、绿原酸（批号：110753－

201314）和芹菜素（批号：111901 - 201102）均购于中国药品生物制品检定所，供含量测定用；对羟基苯甲酸（批号：B20059）、落新妇苷（批号：1001305651）和山奈酚（批号：101309451）购于 Sigma - Aldrich 公司；田基黄苷自制，含量98.5%。

（三）药材

田基黄药材，采购于广州清平药材市场。

【实验部分】

（一）检测条件

1. 液相色谱条件

色谱柱：Phenomenex kinetex C18（2.1 mm × 100 mm，2.6 μm）；柱温：40 ℃；流动相：甲醇 - 0.1%甲酸溶液（洗脱梯度见表1 -1），流速：0.2 mL/min；进样体积：5 μL。

2. 质谱条件

离子源参数：ion spray voltage 1500 V；ion source gas 150 psi；ion source gas 260 psi；temperature 550 ℃；curtain gas 15 psi；collision gas pressure 8 psi；entrance potential 10 V。ESI 电喷雾源，分别采用正、负离子模式进行检测。

表1 -1　流动相梯度

时间/min	甲醇（A）	0.1%甲酸（B）
0	10	90
5	30	70
35	80	20

（二）对照品溶液的制备

1. 芦丁对照品溶液的制备

取芦丁对照品适量，精密称定，加甲醇制成每1 mL含28 μg的溶液，即得。

2. 槲皮苷对照品溶液的制备

取槲皮苷对照品适量，精密称定，加甲醇制成每1 mL含42 μg的溶液，即得。

3. 金丝桃苷对照品溶液的制备

取金丝桃苷对照品适量，精密称定，加甲醇制成每 1 mL 含 25 μg 的溶液，即得。

4. 异槲皮苷对照品溶液的制备

取异槲皮苷对照品适量，精密称定，加甲醇制成每 1 mL 含 20 μg 的溶液，即得。

5. 田基黄苷对照品溶液的制备

取田基黄苷对照品适量，精密称定，加甲醇制成每 1 mL 含 36 μg 的溶液，即得。

6. 落新妇照品溶液的制备

取落新妇苷对照品适量，精密称定，加甲醇制成每 1 mL 含 22 μg 的溶液，即得。

7. 绿原酸对照品溶液的制备

取绿原酸对照品适量，精密称定，加甲醇制成每 1 mL 含 20 μg 的溶液，即得。

8. 没食子酸对照品溶液的制备

取没食子酸对照品适量，精密称定，加甲醇制成每 1 mL 含 26 μg 的溶液，即得。

9. 槲皮素对照品溶液的制备

取槲皮素对照品适量，精密称定，加甲醇制成每 1 mL 含 19 μg 的溶液，即得。

10. 芹菜素对照品溶液的制备

取芹菜素对照品适量，精密称定，加甲醇制成每 1 mL 含 48 μg 的溶液，即得。

11. 山奈酚对照品溶液的制备

取山奈酚对照品适量，精密称定，加甲醇制成每 1 mL 含 28 μg 的溶液，即得。

12. 原儿茶酸对照品溶液的制备

取原儿茶酸对照品适量，精密称定，加甲醇制成每 1 mL 含 36 μg 的溶液，即得。

13. 表儿茶素对照品溶液的制备

取表儿茶素对照品适量,精密称定,加甲醇制成每 1 mL 含 13 μg 的溶液,即得。

14. 对羟基苯甲酸对照品溶液的制备

取对羟基苯甲酸对照品适量,精密称定,加甲醇制成每 1 mL 含 20 μg 的溶液,即得。

(三)供试品溶液的制备

取田基黄粉末(过四号筛)约 1.0 g,精密称定,置具塞锥形瓶中,精密加入 80% 甲醇 50 mL,称量,超声提取 50 min,放冷,再称定重量,用 80% 甲醇补足减少的重量,摇匀,滤过,精密量取续滤液 5 mL,置 10 mL 量瓶中,加 80% 甲醇至刻度,摇匀,经 0.22 μL 滤膜过滤,取续滤液进样,进样体积为 5 μL。

(四)结果

样品分别在正模式和负模式下,同时进行一级和二级扫描。田基黄药材总离子流图见图 1-1。通过对照品对照、准确分子量比较和裂解碎片分析,共确证和指认 39 个化合物(图 1-2),其中包括 17 种黄酮、13 种𠯤酮 7 种有机酸类及其他 2 种化合物,各化合物在正、负模式下裂解碎片及峰归属见表 1-2。

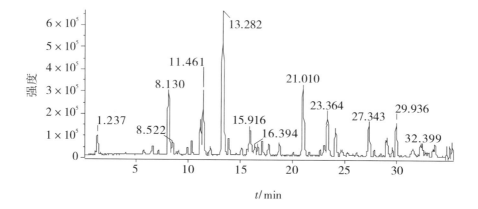

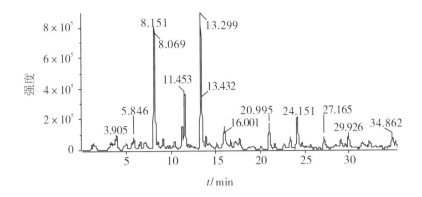

图 1-1 田基黄药材正模式（A）和负模式（B）及对照品正模式（C）总离子流图

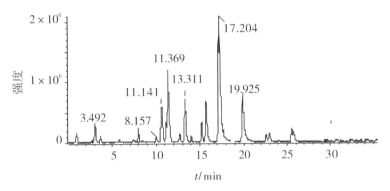

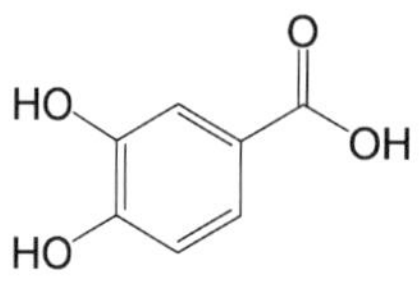

原儿茶酸

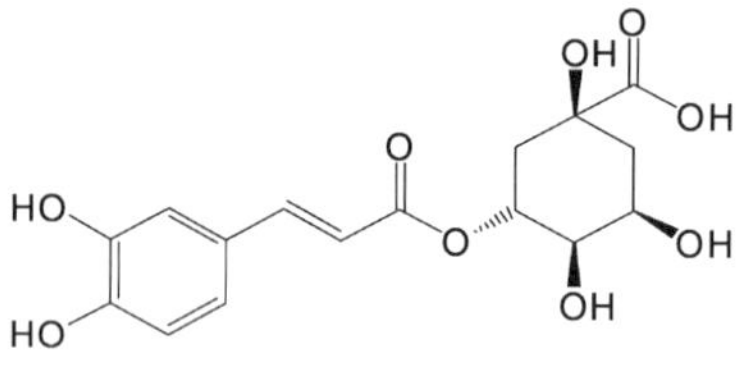

绿原酸

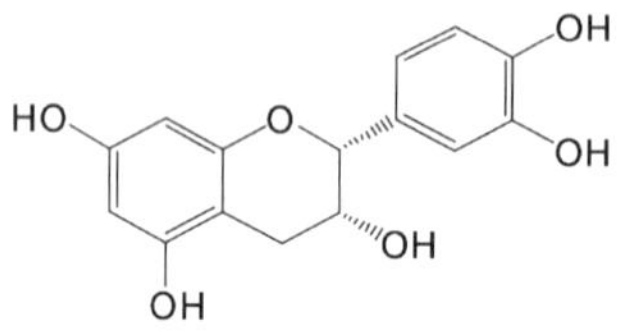

表儿茶素

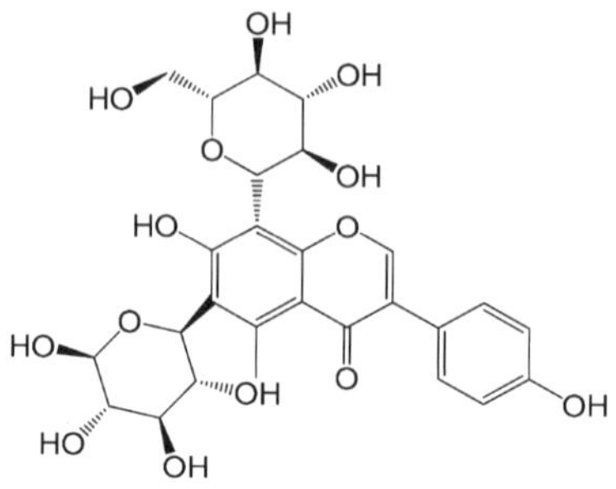

Genistein-6,8-di-C-glucoside

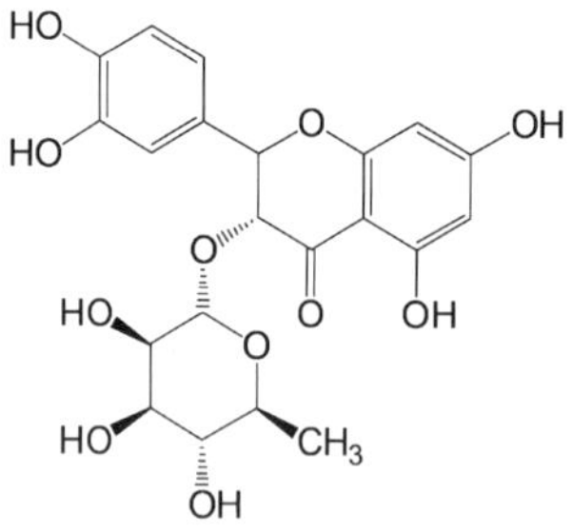

落新妇苷

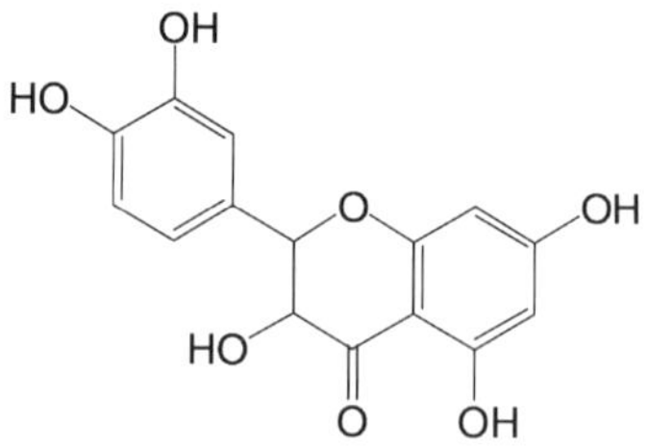

紫杉叶素

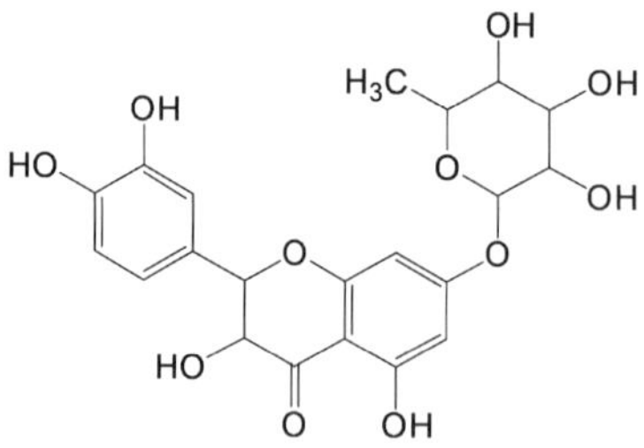

二氢槲皮素-7-O-α-L-鼠李糖苷

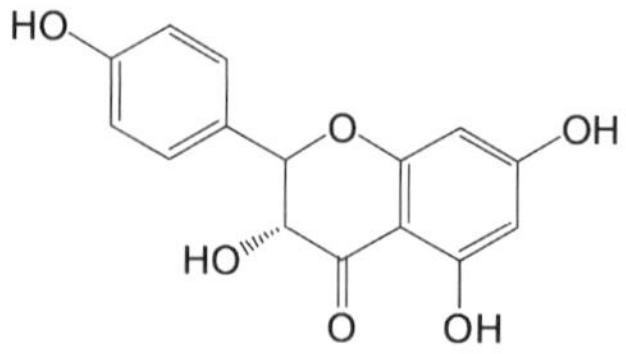

二氢山奈酚

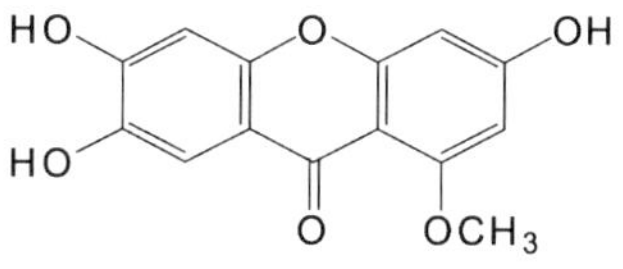

3,6,7-三羟基-1-甲氧基双苯吡酮

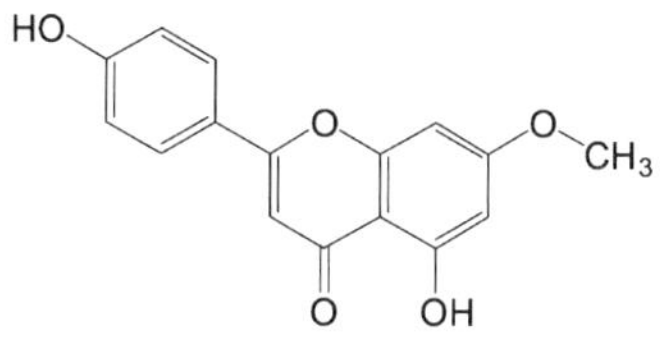

5,4'-二羟基-7-甲氧基黄酮

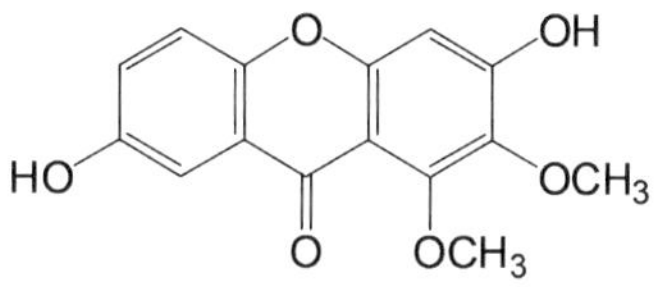

3,7-二羟基-1,2-二甲氧基双苯吡酮

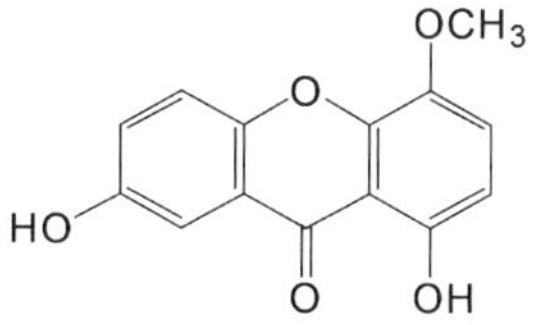

1,7-二羟基-4-甲氧基双苯吡酮

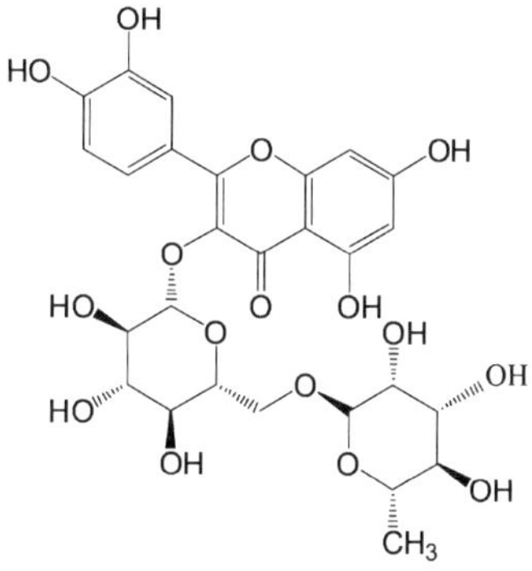

芦丁

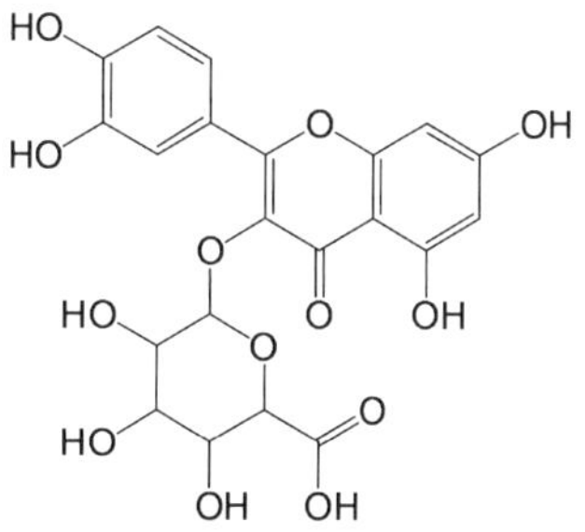

槲皮苷-3-葡萄糖醛酸苷

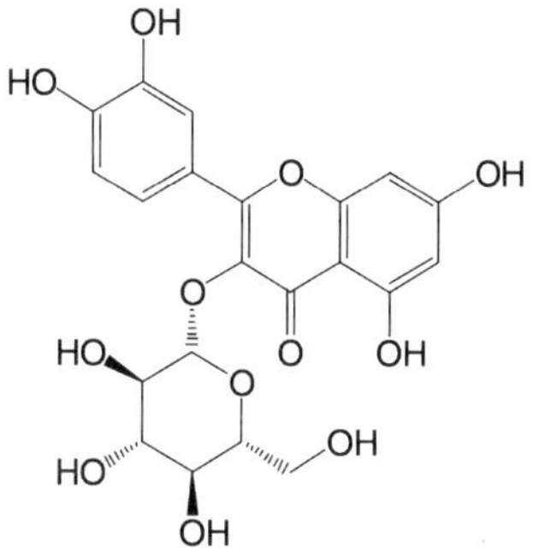

异槲皮苷

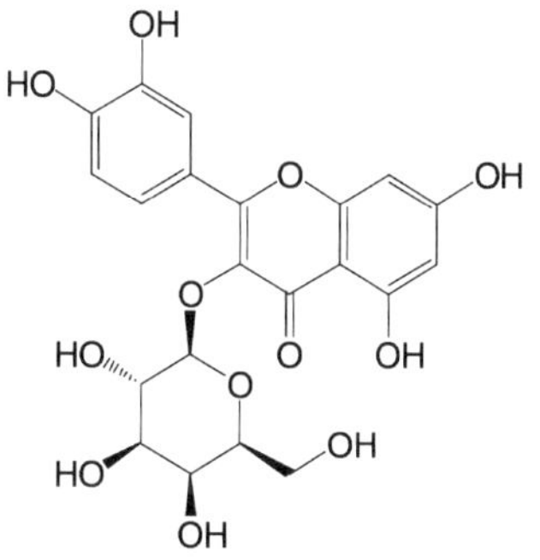

金丝桃苷

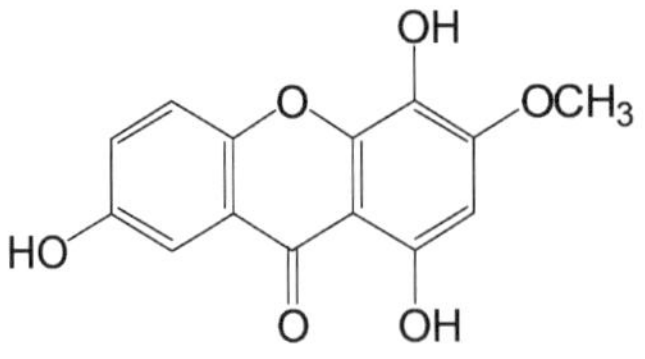

1,4,7-三羟基-3-甲氧基双苯吡酮

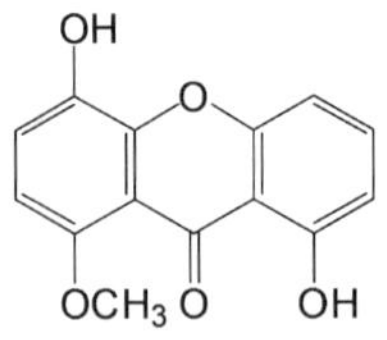

1,5-二羟基-8-甲氧基双苯吡酮

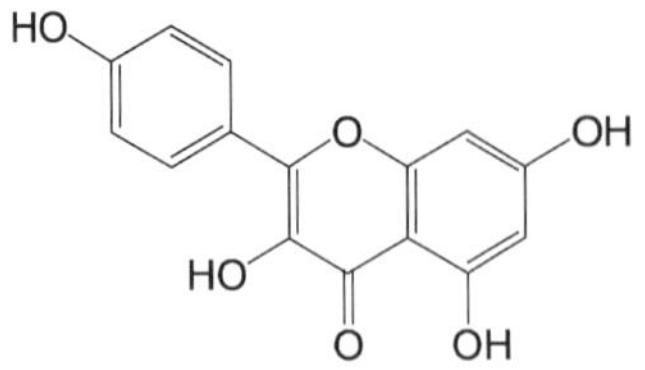

山奈酚

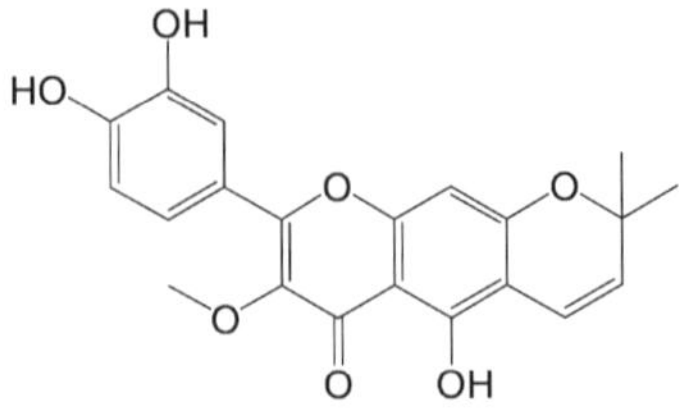

Sarothranol

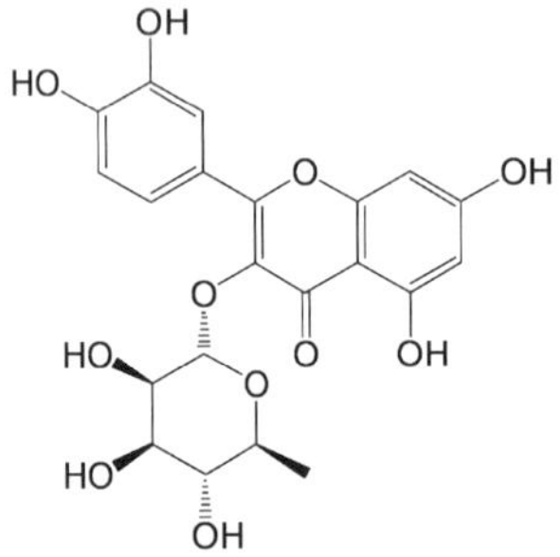

槲皮苷

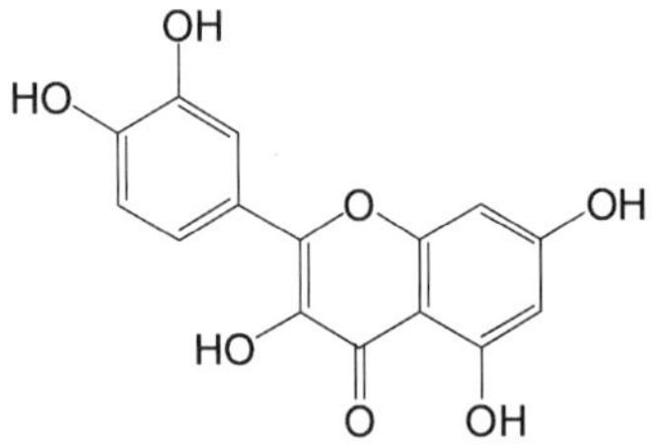

槲皮素

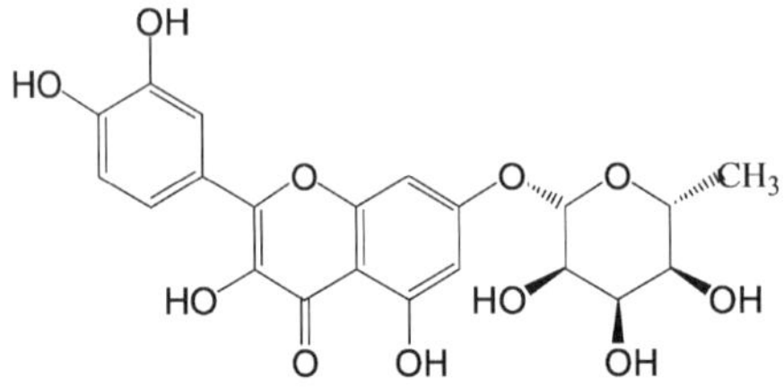

田基黄苷

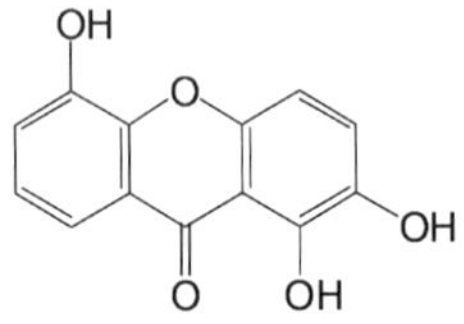

1,3,5-三羟基叫酮

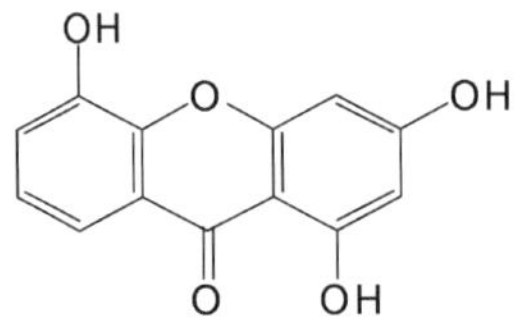

1,2,5-三羟基叫酮

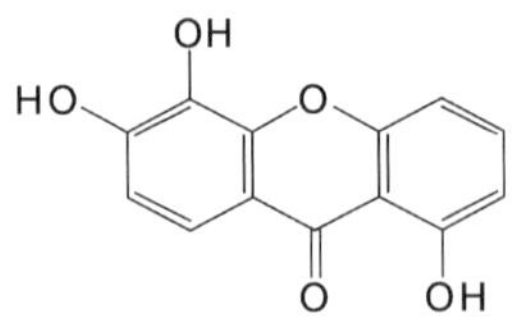

1,5,6-三羟基叫酮

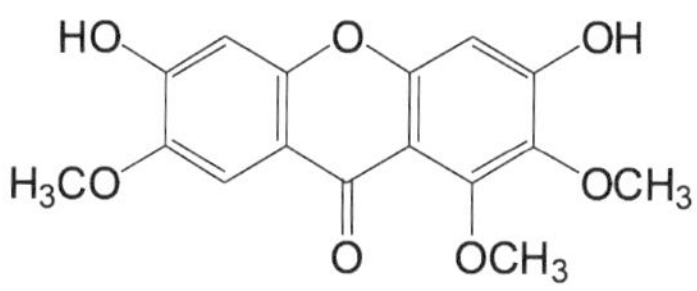

3,6-二羟基-1,2,7-三甲氧基双苯吡酮

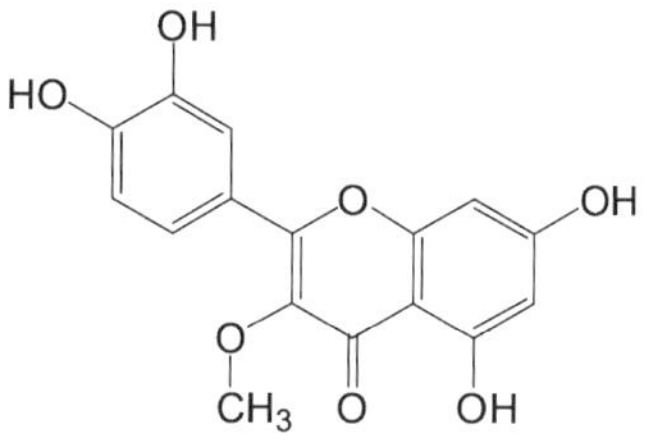

3-O-甲基槲皮素

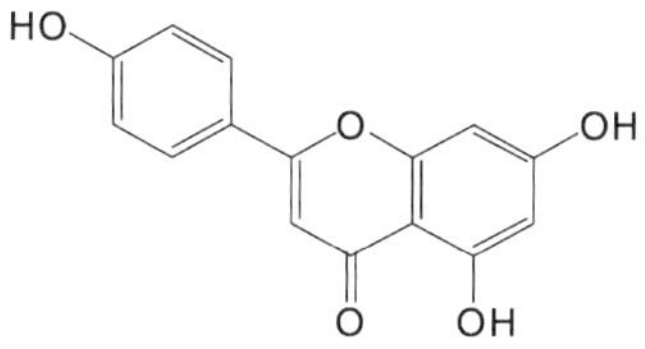

芹菜素

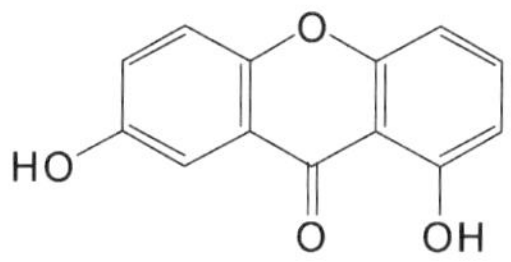

1,7-二羟基叫酮

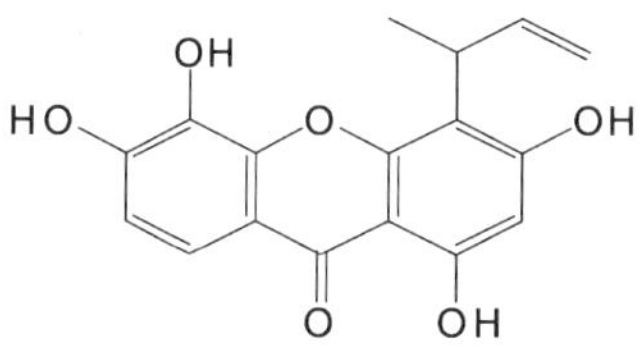

1,3,5,6-四羟基-4-异戊烯基叫酮

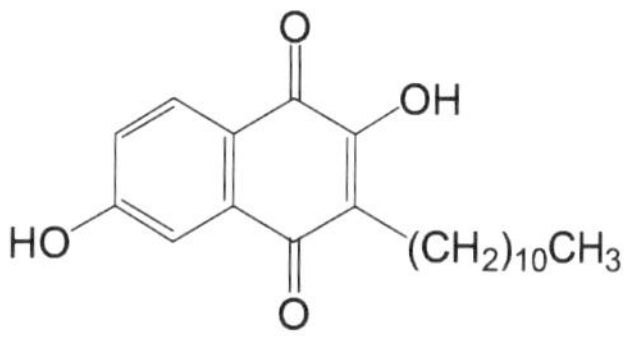

Embelin

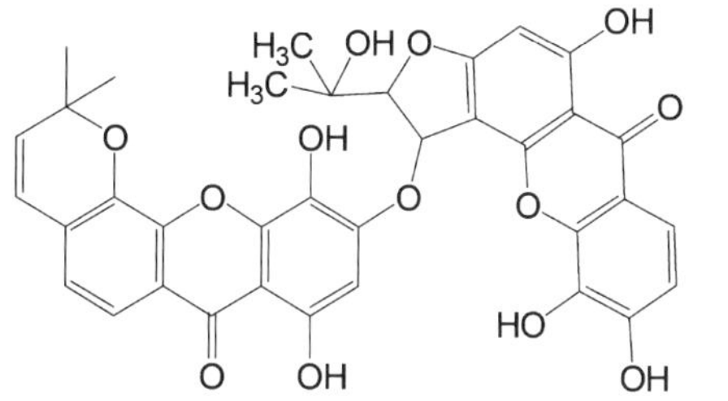

Bijaponicaxanthone

图 1-2 田基黄中各化合物结构式

表1-2 田基黄化学成分分析

序号	保留时间 (min)	分子式	$[M+H]^-$ (error, 10^{-6})	$[M-H]^-$ (error, 10^{-6})	正模式下二级碎片	负模式下二级碎片	化合物
1	1.32	$C_7H_6O_3$	139.0379 (+1.2)	137.0259 (+0.6)	111.0420 $[M+H-CO]^+$, 93.0509 $[M+H-HCOOH]^+$	109.0756 $[M-H-CO]^-$, 92.0358, 81.0279	对羟基苯甲酸[a]
2	1.48	$C_6H_8O_7$	193.0345 (+1.2)	191.0208 (+4.6)		147.0321 $[M-H-H_2O-CO_2]^-$, 111.0098, 87.0106	柠檬酸
3	1.53	$C_9H_8O_3$	165.0537 (+1.6)	163.0408 (+1.0)		119.0504 $[M-H-CO_2]^-$, 91.0535 $[M-H-CO_2-CO]^-$	对羟基肉桂酸
4	1.6	$C_7H_{11}NO_5$	190.0711 (+0.7)	188.8567 (+1.5)		170.0446 $[M-H-H_2O]^-$, 144.0704 $[M-H-CO_2]^-$, 128.0344, 102.0668, 98.0244, 74.0556	N-乙酰基-谷氨酸
5	1.75	$C_9H_8O_3$	165.0547 (+0.8)	163.0416 (+4.0)		119.0601 $[M-H-CO_2]^-$, 91.0552 $[M-H-CO_2-CO]^-$	香豆酸
6	3.03	$C_7H_6O_5$	171.0288 (-0.1)	169.0153 (+4.4)	125.0241 $[M+H-CO_2]^+$	107.0139 $[M-H-CO_2-H_2O]^+$, 97.0302, 79.0193	没食子酸[a]
7	3.49	$C_7H_6O_4$	155.0340 (+0.8)	153.0198 (+7.0)	137.0794 $[M+H-H_2O]^+$, 109.0648 $[M+H-2H_2O]^+$, 93.0539 $[M+H-H_2O-CO_2]^+$	109.0303 $[M-H-CO_2]^-$, 91.0195 $[M-H-CO_2-H_2O]^-$	原儿茶酸[a]

续上表

序号	保留时间(min)	分子式	[M+H]⁻(error, 10⁻⁶)	[M-H]⁻(error, 10⁻⁶)	正模式下二级碎片	负模式下二级碎片	化合物
8	3.92	$C_{16}H_{18}O_9$	355.1032 (+2.5)	353.0881 (+0.1)	377.0639 [M+Na]⁺, 359.0203 [M+Na-H₂O]⁺, 215.0603, 185.0412	191.0563 [M-H-C₉H₆O₃]⁻, 173.0460 [M+H-C₉H₈O₄]⁻, 135.0449, 93.0349	绿原酸[a]
9	6.59	$C_{15}H_{14}O_6$	291.0869 (+2.1)	289.0723 (+1.5)		271.0643 [M-H-H₂O]⁻, 245.0828 [M-H-CO₂]⁻, 205.0516, 151.0404	表儿茶素
10	7.78	$C_{27}H_{30}O_{15}$	595.1662 (+0.8)	593.1530 (+0.4)	457.1083 [M+H-C₅H₈O₄]⁺, 409.0840, 379.0818, 325.0734, 307.0561	503.1200 [M-H-C₃H₆O₃]⁻, 473.1103 [M-H-C₄H₈O₄]⁻, 353.0682 [M-H-2C₄H₈O₄]⁻, 431.0553 [M-H-H₂O]⁻	Genistein-6, 8-di-C-glucoside
11	8.16	$C_{21}H_{22}O_{11}$	451.1224 (+0.7)	449.1088 (-0.2)	305.0650 [M+H-Rha]⁺, 287.0548 [M+H-Rha-H₂O]⁺, 153.0180, 149.0223, 123.0429, 85.0289	303.0468 [M-H-Rha]⁻, 285.0169 [M-H-Rha-H₂O]⁻, 275.0086, 151.0441	落新妇苷[a]
12	8.58	$C_{15}H_{12}O_7$	305.0659 (-0.6)	303.0517 (+2.4)	287.0545 [M+H-H₂O]⁺, 259.0603 [M+H-H₂O-CO]⁺, 241.0491 [M+H-2H₂O-CO]⁺, 213.0534 [M+H-H₂O-2CO]⁺, 153.0178 [M+H-C₈H₈O₃]⁺	285.0414 [M-H-H₂O]⁻, 257.0462 [M-H-H₂O-CO]⁻, 151.0399, 83.0147	紫杉叶素[a]

续上表

序号	保留时间 (min)	分子式	[M+H]⁻ (error, 10⁻⁶)	[M−H]⁻ (error, 10⁻⁶)	正模式下二级碎片	负模式下二级碎片	化合物
13	9.12	$C_{21}H_{22}O_{11}$	451.1237 (+1.2)	449.1091 (+0.1)	305.0650 [M+H−Rha]⁺, 287.0548 [M+H−Rha−H₂O]⁺, 153.0173, 149.0223, 123.0429, 85.0289	431.0228 [M−H−H₂O]⁻, 303.0539 [M−H−Rha]⁻, 285.0733 [M−H−Rha−H₂O]⁻, 275.0146, 151.0619	二氢槲皮素−7−O−鼠李糖苷
14	9.8	$C_{15}H_{12}O_{6}$	289.0689 (+1.2)	287.0561 (+1.0)	271.0613 [M+H−H₂O]⁺, 243.0636 [M+H−H₂O−CO]⁺, 153.0173, 121.0287	269.0110 [M−H−H₂O]⁻, 243.0583 [M−H−CO₂]⁻, 151.0339, 93.0530	二氢山柰酚
15	9.94	$C_{27}H_{30}O_{16}$	611.1604 (−0.4)	609.1487 (−0.5)	633.0743 [M+Na]⁺, 593.0972 [M+H−H₂O]⁺, 419.0389 [M+H−Glc−OCH₃]⁺, 303.0326 [M+H−Glc−Rha]⁺, 137.0591	447.0962 [M−H−glc]⁻, 301.0368 [M−H−Glc−Rha]⁻	芦丁[a]
16	9.98	$C_{14}H_{10}O_{6}$	275.0537 (+2.8)	273.0407 (+1.0)	260.0310 [M+H−CH₃]⁺, 232.0360 [M+H−CH₃−CO]⁺		3、6、7−三羟基−1−甲氧基双苯吡酮
17	10.12	$C_{16}H_{12}O_{5}$	285.0757 (+3.1)	283.0612 (+2.6)	270.0516 [M+H−CH₃]⁺, 257.0463 [M+H−CO]⁺, 211.0399 [M+H−CH₃−CO]⁺		5、4'−二羟基−7−甲氧基黄酮

续上表

序号	保留时间 (min)	分子式	$[M+H]^-$ (error, 10^{-6})	$[M-H]^-$ (error, 10^{-6})	正模式下二级碎片	负模式下二级碎片	化 合 物
18	10.6	$C_{15}H_{12}O_6$	289.0689 (+0.6)	287.0561 (+1.0)	271.0613 $[M+H-H_2O]^+$, 243.0636 $[M+H-H_2O-CO]^+$	269.0540 $[M-H-H_2O]^-$, 243.0189 $[M-H-CO_2]^-$, 151.0320, 93.0669	3,7-二羟基-1,2-二甲氧基双苯吡酮
19	11.21	$C_{21}H_{18}O_{13}$	479.0825 (+1.1)	477.0684 (+0.5)	303.0826 $[M+H-C_6H_8O_6]^+$, 165.0133, 153.0592, 303.0402 $[M+H-Glc]^+$	301.0357 $[M-H-C_6H_8O_6]^-$, 178.9986, 151.0040	槲皮苷-3-葡萄糖醛酸苷
20	11.46	$C_{21}H_{20}O_{12}$	465.1262 (+1.2)	463.0887 (+0.9)	285.0329 $[M+H-Glc-H_2O]^+$, 257.0606, 229.0683, 165.0218, 153.0263, 303.0409 $[M+H-Glc]^+$	301.0361 $[M-H-Glc]^-$, 255.0304, 151.0038	金丝桃苷[a]
21	11.49	$C_{21}H_{20}O_{12}$	465.1032 (+1.5)	463.0882 (+0.8)	285.0362 $[M+H-Glc-H_2O]^+$, 257.0694, 229.0671, 165.0218, 153.0263	301.0383 $[M-H-Glc]^-$, 255.0352, 151.0040	异槲皮苷[a]
22	11.58	$C_{14}H_{10}O_6$	275.0557 (+3.1)	273.0399 (−0.1)	260.0351 $[M+H-CH_3]^+$, 232.0333 $[M+H-CH_3-CO]^+$		1,4,7-三羟基-3-甲氧基双苯吡酮
23	11.59	$C_{14}H_{10}O_5$	259.0585 (+1.5)	257.0457 (+0.9)	244.0367 $[M+H-CH_3]^+$, 216.0403 $[M+H-CH_3-CO]^+$	242.0653 $[M-H-CH_3]^-$, 214.0592 $[M-H-CO]^-$, 186.0398 $[M-H-2CO]^-$	1,5-二羟基-8-甲氧基双苯吡酮

续上表

序号	保留时间(min)	分子式	$[M+H]^-$(error, 10^{-6})	$[M-H]^-$(error, 10^{-6})	正模式下二级碎片	负模式下二级碎片	化 合 物
24	11.59	$C_{14}H_{10}O_5$	259.0590 (+1.8)	257.0453 (+0.7)	244.0379 $[M+H-CH_3]^+$, 216.0488 $[M+H-CO_2]^+$	242.0675 $[M-H-CH_3]^-$, 214.0558 $[M-H-CO]^-$, 186.0398 $[M-H-2CO]^-$	1,7-二羟基-4-甲氧基双苯吡酮
25	13.29	$C_{21}H_{20}O_{11}$	449.1081 (+0.6)	447.0955 (-1.7)	303.0496 $[M+H-Rha]^+$, 285.0368 $[M+H-Rha-H_2O]^+$, 229.0501, 153.0211	301.0368 $[M-H-C_6H_{10}O_4]^-$, 283.0662 $[M-H-C_6H_{10}O_4-H_2O]^-$, 255.0307, 151.0047	槲皮苷[a]
26	13.43	$C_{15}H_{10}O_6$	287.0532 (+1.0)	285.0404 (+0.1)	259.0634 $[M+H-CO]^+$, 241.0489 $[M+H-HCOOH]^+$, 231.0648 $[M+H-2CO]^+$, 153.0177		山奈酚[a]
27	15.70	$C_{21}H_{20}O_{11}$	449.1033 (+0.1)	447.0933 (-2.7)	303.0484 $[M+H-Rha]^+$, 285.0323 $[M+H-Rha-H_2O]^+$, 229.0499, 153.0376	301.0338 $[M-H-C_6H_{10}O_4]^-$, 283.0662 $[M-H-C_6H_{10}O_4-H_2O]^-$, 255.0871, 151.0063	田基黄苷[a]

续上表

序号	保留时间 (min)	分子式	$[M+H]^-$ (error, 10^{-6})	$[M-H]^-$ (error, 10^{-6})	正模式下二级碎片	负模式下二级碎片	化 合 物
28	15.92	$C_{15}H_{10}O_7$	303.0494 (+2.2)	301.0352 (-0.3)	285.0392 $[M+H-H_2O]^+$, 257.0439 $[M+H-H_2O-CO]^+$, 229.0494 $[M+H-H_2O-2CO]^+$, 201.0545 $[M+H-H_2O-3CO]^+$, 165.0177, 153.0181, 137.0229, 121.0269		槲皮素[a]
29	17.24	$C_{13}H_8O_5$	245.0433 (+2.7)	243.0300 (+0.5)	227.0326 $[M+H-H_2O]^+$, 199.0383 $[M+H-H_2O-CO]^+$, 171.0435 $[M+H-H_2O-2CO]^+$		1，3，5-三羟基叫酮
30	17.38	$C_{16}H_{14}O_7$	319.0793 (+0)		301.0115 $[M+H-H_2O]^+$, 275.0878 $[M+H-CO_2]^+$, 258.0824 $[M+H-CH_3-H_2O-CO]^+$		3，6-二羟基-1，2，7-三甲氧基双苯吡酮
31	17.65	$C_{13}H_8O_5$	245.0451 (+4.1)	243.0301 (+0.5)	227.0391 $[M+H-H_2O]^+$, 199.0585 $[M+H-H_2O-CO]^+$, 171.0413 $[M+H-H_2O-2CO]^+$		1，2，5-三羟基叫酮

续上表

序号	保留时间 (min)	分子式	$[M+H]^-$ (error, 10^{-6})	$[M-H]^-$ (error, 10^{-6})	正模式下二级碎片	负模式下二级碎片	化 合 物
32	17.71	$C_{16}H_{12}O_7$	317.0647 (+2.7)		302.0413 $[M+H-CH_3]^+$, 274.0463 $[M+H-CH_3-CO]^+$, 228.0411 $[M+H-CH_3-2CO-H_2O]^+$, 153.0178 $[M+H-CH_3-C_8H_6O_3]^+$, 137.0411 $[M+H-CH_3-C_8H_6O_4]^+$		3-O-甲基槲皮素
33	18.60	$C_{13}H_8O_5$	245.0429 (+0.6)	243.0309 (+0.7)	227.0338 $[M+H-H_2O]^+$, 199.0511 $[M+H-H_2O-CO]^+$, 171.0463 $[M+H-H_2O-2CO]^+$		1,5,6-三羟基呫吨酮
34	19.84	$C_{15}H_{10}O_5$	271.0588 (+3.0)	269.0459 (+1.6)	243.0628 $[M+H-CO]^+$, 153.0165; 119.0833	225.0763 $[M-H-CO_2]^-$, 183.0211, 151.0546	芹菜素[a]
35	21.62	$C_{13}H_8O_4$	229.0481 (+4.0)	227.0350 (+0.4)	201.0535 $[M+H-H_2O]^+$, 183.0417 $[M+H-HCOOH]^+$	183.06629 $[M-H-CO_2]^-$, 155.0558 $[M-H-CO_2-CO]^-$	1,7-二羟基呫吨酮
36	24.68	$C_{18}H_{16}O_6$	329.1008 (+2.5)	327.0872 (−0.5)	273.0387 $[M+H-CO_2]^+$, 231.0273, 203.0318	283.0726 $[M-H-CO_2]^-$, 255.0612 $[M-H-CO_2-CO]^-$	1,3,5,6-四羟基-4-异戊烯基呫吨酮
37	28.4	$C_{17}H_{26}O_4$	295.1914 (+3.7)	293.1785 (+1.0)		221.1565 $[M-H-CO_2-CO]^-$	Embelin
38	30.04	$C_{36}H_{28}O_3$	509.2106 (−0.9)		491.2053 $[M+H-H_2O]^+$, 473.1909 $[M+H-2H_2O]^+$		Bijaponicaxanthone

续上表

序号	保留时间 (min)	分子式	[M+H]⁻ [M-H]⁻ (error, 10⁻⁶)(error, 10⁻⁶)	正模式下二级碎片	负模式下二级碎片	化 合 物
39	32.27	$C_{21}H_{18}O_7$	383.1116 (+2.3)	368.0889 $[M+H-CH_3]^+$, 353.0647 $[M+H-2CH_3]^+$		Sarothranol

注：a 采用对照品对照法确定化合物。

第三节　化学成分的研究

（一）黄酮类化合物分析

黄酮类化合物在电喷雾电离质谱（ESI）下具有较典型的裂解方式[1]。黄酮苷类以断裂糖配基（如：葡萄糖、鼠李糖、芸香糖）为特点，苷元以 C 环 RDA 裂解为特点。以槲皮苷为例，裂解方式见图 1-3：

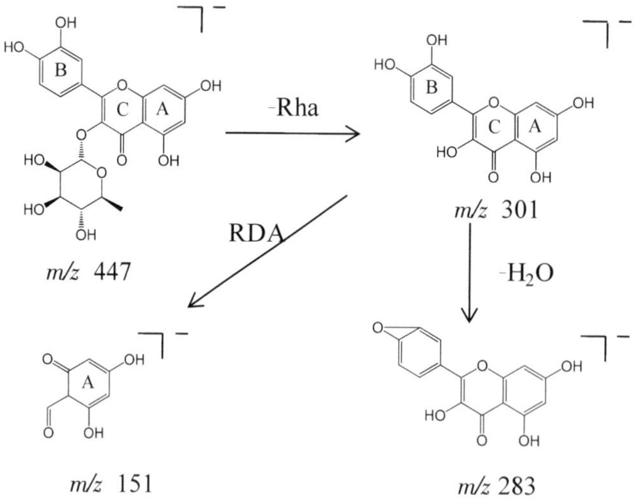

图 1-3　槲皮苷的裂解途径

化合物 9：准分子离子峰 [M-H]⁻ 为 m/z 289.0723（$C_{15}H_{16}O_4$），保留时间为 6.59 min。对其进行离子分析（图 1-4），m/z 245.0828 推测为准分子离子峰丢失一分子 CO_2 产生，m/z 151.0404 推测为化合物发生 RDA 裂解产生。化合物的精确分子量及质谱行为与对照品一致，确证该化合物为表儿茶素。

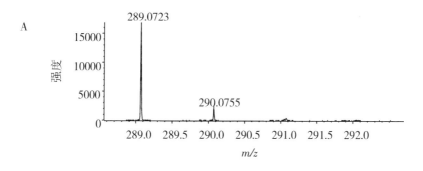

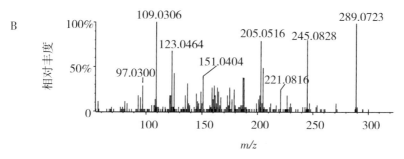

图 1 - 4　化合物 9 负模式下一级扫描图（A）及二级碎片质谱图（B）

化合物 10：准分子离子峰［M - H］⁻为 m/z 593. 1530（$C_{27}H_{30}O_{15}$），保留时间为 7. 78 min。对其进行子离子分析（图 1 - 5），m/z 473. 1103 推测为准分子离子峰丢失一分子 $C_4H_8O_4$（120 Da）产生，m/z 353. 0682 推测为丢失两分子 $C_4H_8O_4$ 产生产生。根据化合物的精确分子量和质谱行为，推测化合物为 Genistein - 6，8 - di - C - glucoside。

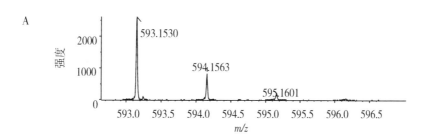

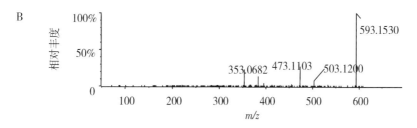

图 1 - 5　化合物 10 负模式下一级扫描图（A）及二级碎片质谱图（B）

化合物 11 和 13：准分子离子峰 ［M + H］⁺ 分别为 m/z 451.1224 和 451.1237（$C_{21}H_{22}O_{11}$），保留时间分别为 8.16 min 和 9.12 min。对其进行离子分析（图 1 - 6），m/z 305.0650 推测为准分子离子峰丢失一分子 Rha（146 Da）产生，m/z 153.0180 推测为 RDA 反应产生的。化合物 11 的保留时间、精确分子量及质谱行为与对照品一致，故确证为落新妇苷；同时根据参考文献[3] 推测化合物 13 为二氢槲皮素 - 7 - O - α - L - 鼠李糖苷。

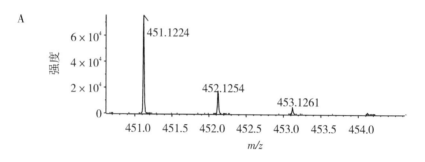

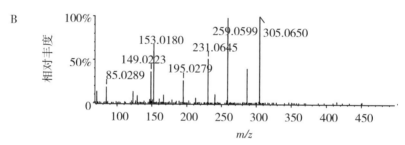

图 1 - 6　化合物 11 正模式下一级扫描图 （A） 及二级碎片质谱图 （B）

化合物 12：准分子离子峰 ［M - H］⁻ 分别为 m/z 303.0517 （$C_{15}H_{12}O_{7}$），保留时间为 8.58 min。对其进行离子分析（图 1 - 7），m/z 285.0414 推测为准分子离子峰丢失一分子 H_2O 产生，m/z 257.0462 推测为准分子离子峰同时丢失一分子 H_2O 和一分子 CO 产生，m/z 151.0399 推测为 RDA 反应产生。化合物 12 的保留时间、精确分子量及质谱行为与对照品一致，确证为紫杉叶素。

化合物 14：准分子离子峰 ［M + H］⁺ 为 m/z 289.0689 （$C_{15}H_{12}O_{6}$），保留时间为 9.8 min。对其进行离子解析（图 1 - 8），m/z 271.0613 推测为准分子离子峰丢失一分子 H_2O 产生，m/z 243.0636 推测为准分子离子峰同时丢失一分子 H_2O 和一分子 CO 产生，m/z 153.0173 推测为 RDA 反应产生。根据化合物的精确分子量和质谱行为和参考文献[3]，推测化合物为二氢山奈酚。

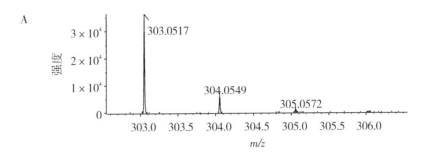

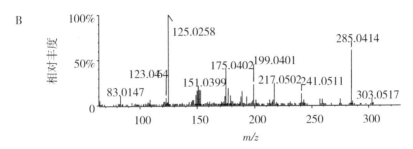

图 1-7　化合物 12 负模式下一级扫描图（A）及二级碎片质谱图（B）

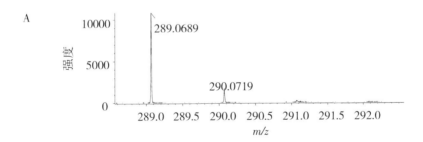

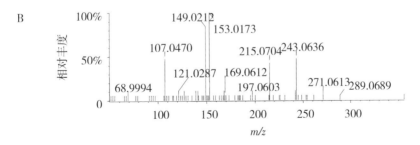

图 1-8　化合物 14 正模式下一级扫描图（A）及二级碎片质谱图（B）

化合物 15：准分子离子峰 [M－H]⁻ 为 *m/z* 609.1487（C₂₇H₃₀O₁₆），保留时间为 9.94 min。对其进行子离子分析（图 1－9），*m/z* 446.0880 推测为准分子离子峰丢失一分子 Glc（162 Da）产生，*m/z* 301.0368 推测为准分子丢失一分子 Glc（162 Da）和一分子 Rha（146 Da）产生。该化合物的保留时间、精确分子量及质谱裂解行为与芦丁对照品一致，确证该化合物为芦丁。

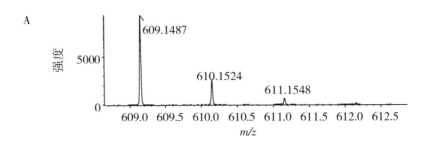

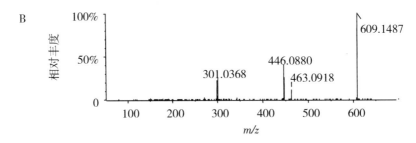

图 1－9　化合物 15 负模式下一级扫描图（A）及二级碎片质谱图（B）

化合物 17：准分子离子峰 [M＋H]⁺ 为 *m/z* 285.0757（C₁₆H₁₂O₅），保留时间为 10.12 min。对其进行离子解析（图 1－10）*m/z* 270.0516 推测为准分子离子峰丢失一分子 CH₃产生，*m/z* 257.0463 为准分子离子峰丢失一分子 CO 产生。根据该化合物的精确分子量、质谱行为和参考文献[7]，推测该化合物为 5,4′－二羟基－7－甲氧基黄酮。

化合物 19：准分子离子峰 [M－H]⁻ 为 *m/z* 477.0684（C₂₁H₁₈O₁₃），保留时间为 11.21 min。对其进行离子解析（图 1－11）*m/z* 301.0357 推测为准分子离子峰丢失一分子 C₆H₈O₆（176 Da）产生，*m/z* 151.0040 推测为 RDA 反应产生。根据该化合物的精确分子量、质谱行为和参考文献[6]，推测该化合物为槲皮苷－3－葡萄糖醛酸苷。

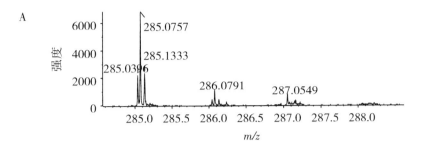

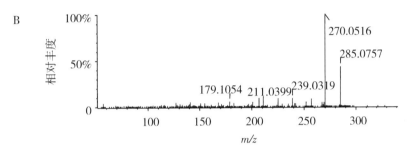

图 1-10　化合物 17 正模式下一级扫描图（A）及二级碎片质谱图（B）

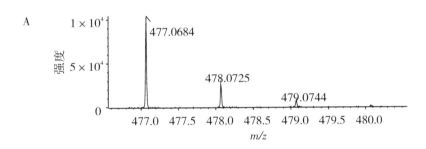

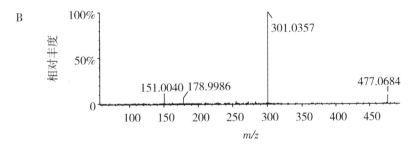

图 1-11　化合物 19 负模式下一级扫描图（A）及二级碎片质谱图（B）

化合物 20 和 21：准分子离子峰 ［M－H］⁻ 分别为 m/z 463.0887 和 m/z 463.0882（$C_{21}H_{20}O_{12}$），保留时间分别为 11.46 min 和 11.49 min。对其进行离子解析（图 1 - 12）m/z 301.0361 推测为准分子离子峰丢失一分子 Glc（162 Da）产生，m/z 255.0304 推测为准分子离子峰同时丢失一分子 Glc、一分子 H_2O 和一分子 CO 产生，m/z 151.0038 推测为 RDA 反应产生。这两种化合物的保留时间、精确分子量及质谱行为分别与金丝桃苷和异槲皮苷对照品一致，故确证化合物 20 为金丝桃苷，化合物 21 异槲皮苷。

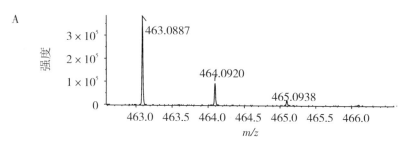

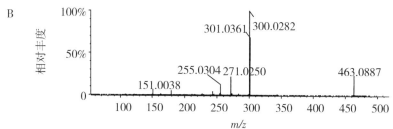

图 1 - 12 化合物 20 负模式下一级扫描图（A）及二级碎片质谱图（B）

化合物 25 和 27：准分子离子峰 ［M－H］⁻ 分别为 m/z 447.0955 和 447.0933（$C_{21}H_{20}O_{11}$），保留时间分别为 13.29 min 和 15.70 min。对其进行离子解析（图 1 - 13）m/z 301.0368 推测为准分子离子峰丢失一分子 Rha（146 Da）产生，m/z 151.0047 为 RDA 反应产生。这两种化合物的保留时间、精确分子量及质谱行为分别与槲皮苷和田基黄苷对照品一致，故确定化合物 25 为槲皮苷，化合物 27 为田基黄苷。

化合物 26：准分子离子峰 ［M＋H］⁺ 为 m/z 287.0532（$C_{15}H_{10}O_6$），保留时间为 13.43 min。对其进行离子分析（图 1 - 14），m/z 258.0505 推测为准分子离子峰丢失一分子 CO 产生，m/z 241.0489 推测为准分子离子峰丢失一分子 HCOOH 产生，m/z 231.0648 推测为准分子离子峰丢失两分子 CO 产生，m/z 153.0177 推测为 RDA 反应产生。化合物的保留时间、精确分子量及质谱行为与山奈酚对照品一致，确证该化合物为山奈酚。

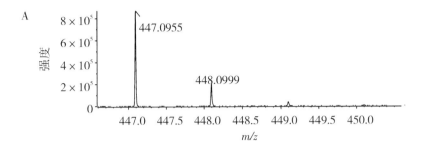

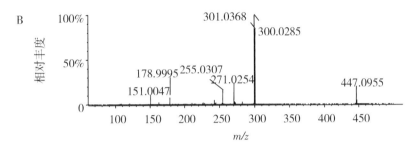

图 1-13　化合物 25 负模式下一级扫描图（A）及二级碎片质谱图（B）

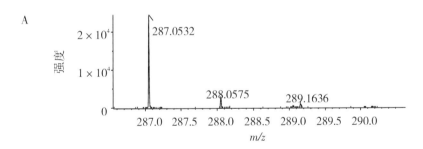

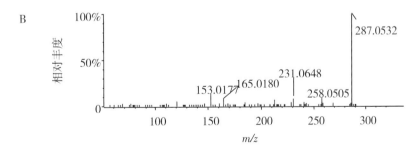

图 1-14　化合物 26 正模式下一级扫描图（A）及二级碎片质谱图（B）

化合物 28：准分子离子峰 [M + H]⁺ 为 m/z 303.0494（$C_{15}H_{10}O_7$），保留时间为 15.92 min。对其进行离子分析（图 1-15），m/z 285.0392 推测为准分子离子峰丢失一分子 H_2O 产生，m/z 257.0439 推测为分子离子峰丢失一分子 H_2O、一分子 CO 产生，m/z 229.0494 推测为分子离子峰丢失一分子 H_2O、两分子 CO 产生，m/z 153.0181 推测为 RDA 反应产生。该化合物的保留时间、精确分子量、质谱行为与槲皮素对照品一致，推测该化合物为槲皮素。

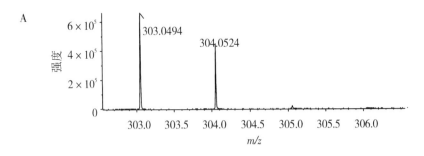

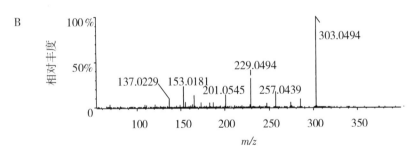

图 1-15　化合物 28 正模式下一级扫描图（A）及二级碎片质谱图（B）

化合物 32：准分子离子峰 [M + H]⁺ 为 m/z 317.0647（$C_{16}H_{12}O_7$），保留时间为 17.71 min。对其进行离子分析（图 1-16），m/z 302.0413 推测为准分子离子峰丢失一分子 CH_3 产生，m/z 274.0463 推测为准分子离子峰同时丢失一分子 CH_3 和一分子 CO 产生。根据该化合物的精确分子量、质谱行为和参考文献[6]，推测该化合物为 3-O-甲基槲皮素。

化合物 34：准分子离子峰 [M + H]⁺ 为 m/z 271.0588（$C_{15}H_{10}O_5$），保留时间为 19.84 min。对其进行子离子分析（图 1-17），m/z 243.0628 推测为准分子离子峰丢失一分子 CO 产生，m/z 153.0165 推测为 RDA 反应产生。化合物的保留时间、精确分子量及质谱行为与芹菜素对照品一致，确证该化合物为芹菜素。

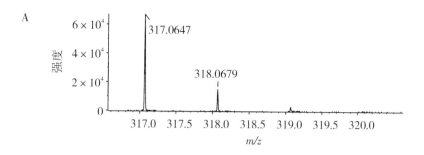

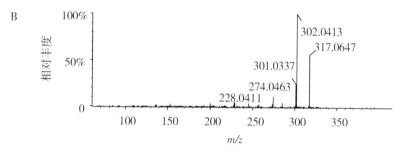

图 1-16 化合物 32 正模式下一级扫描图（A）及二级碎片质谱图（B）

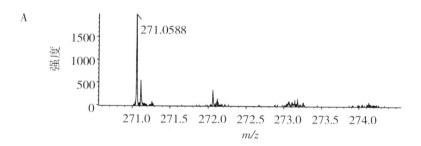

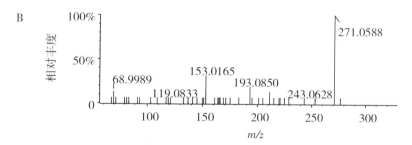

图 1-17 化合物 34 正模式下一级扫描图（A）及二级碎片质谱图（B）

（二）叫酮类化合物分析

叫酮类化合物分子中一般具有多个和芳环连接的氧原子、羟基、甲氧基，故其质谱经常出现一系列连续失去 CO 或 H_2O、甲基或甲氧基的碎片离子峰。

化合物 18：准分子离子峰 [M + H]⁺ 为 m/z 289.0689（$C_{15}H_{12}O_6$），保留时间为 10.6 min。对其进行离子分析（图 1 – 18），m/z 271.0613 推测为分子离子峰丢失一分子 H_2O 产生，m/z 243.0636 推测为分子离子峰丢失一分子 H_2O 和一分子 CO产生。根据该化合物的精确分子量、质谱行为和参考文献[7]，推测该化合物为 3,7 – 二羟基 – 1,2 – 二甲氧基双苯吡酮。

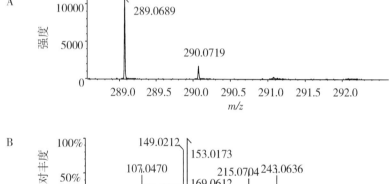

图 1 – 18　化合物 18 正模式下一级扫描图（A）及二级碎片质谱图（B）

化合物 16 和 22：准分子离子峰 [M + H]⁺ 分别为 m/z 275.0537 和 m/z 275.0557（$C_{14}H_{10}O_6$），保留时间分别为 9.98 min 和 11.58 min。对其进行离子分析（图 1 – 19），m/z 260.0310 推测为准分子离子峰丢失一分子 CH_3 产生，m/z 232.0360 推测为准分子离子峰丢失一分子 CH_3 和一分子 CO 产生。根据该化合物的精确分子量、质谱行为和参考文献[7]，推测化合物 16 为 3,6,7 – 三羟基 – 1 – 甲氧基双苯吡酮，化合物 22 为 1,4,7 – 三羟基 – 3 – 甲氧基双苯吡酮。

化合物 23 和 24：准分子离子峰 [M + H]⁺ 分别为 m/z 259.0585 和 m/z 259.0590（$C_{14}H_{10}O_5$），保留时间为 11.59 min，对其进行离子分析（图 1 – 20），m/z 244.0367 推测为准分子离子峰丢失一分子 CH_3 产生，m/z 216.0403 推测为准分子离子峰同时丢失一分子 CH_3 和一分子 CO 产生。由于两种物质极性接近，保留时间难以区分，根据化合物的精确分子量、质谱行为和参考文献[7]，推测两种化合物分别为 1,5 – 二羟基 – 8 – 甲氧基双苯吡酮和 1,7 – 二羟基 – 4 – 甲氧基双苯吡酮。

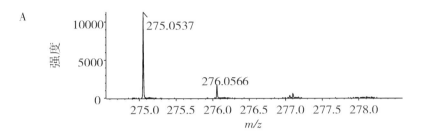

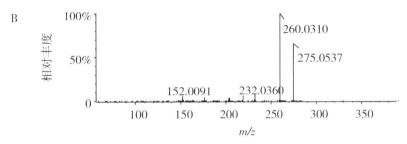

图1-19　化合物16正模式下一级扫描图（A）及二级碎片质谱图（B）

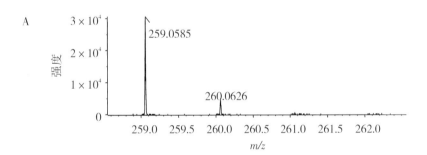

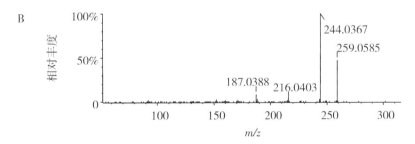

图1-20　化合物23正模式下一级扫描图（A）及二级碎片质谱图（B）

化合物29，31和33：准分子离子峰［M＋H］$^+$分别为 m/z 245.0433， m/z 245.0451 和 245.0433（ $C_{13}H_8O_5$ ），保留时间分别为 17.24 min，17.66 min 和 18.60 min。对其进行离子分析（图1-21）， m/z 227.0326 推测为准分子离子峰丢失一分子H_2O产生， m/z 199.0383 推测为准分子离子峰同时丢失一分子 H_2O 和一分子 CO 产生。根据化合物的精确分子量、质谱行为和参考文献[3-4]，推测三种化合物分别为1，3，5-三羟基叫酮、1，2，5-三羟基叫酮和1，5，6-三羟基叫酮。

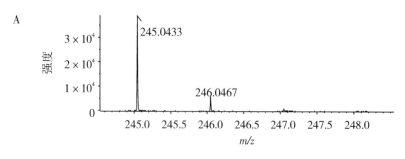

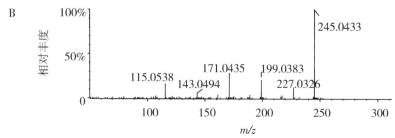

图1-21　化合物29正模式下一级扫描图（A）及二级碎片质谱图（B）

化合物30：准分子离子峰［M＋H］⁺为 m/z 319.0793（$C_{16}H_{14}O_7$），保留时间为17.38 min。对其进行离子分析（图1-22），m/z 301.0115推测为准分子离子峰丢失一分子 H_2O 产生，m/z 275.0878推测为准分子离子峰丢失一分子 CO_2 产生。根据化合物的精确分子量、质谱行为和参考文献[7]，推测该化合物为3，6-二羟基-1，2，7-三甲氧基双苯吡酮。

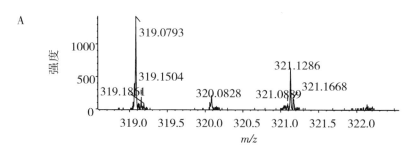

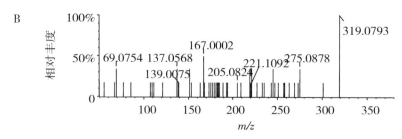

图1-22　化合物30正模式下一级扫描图（A）及二级碎片质谱图（B）

化合物 35：准分子离子峰 [M+H]⁺ 为 m/z 229.0481（$C_{13}H_8O_4$），保留时间为 21.62 min。对其进行离子分析（图 1-23），m/z 201.0535 推测为准分子离子峰丢失一分子 H_2O 产生，m/z 183.0417 推测为准分子离子峰丢失一分子 HCOOH 产生。根据化合物的精确分子量、质谱行为和参考文献[5]，推测该化合物为 1，7-二羟基叫酮。

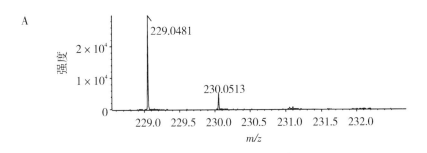

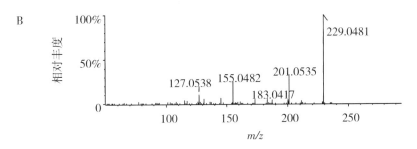

图 1-23　化合物 35 正模式下一级扫描图（A）及二级碎片质谱图（B）

化合物 36：准分子离子峰 [M+H]⁺ 为 m/z 329.1008（$C_{18}H_{16}O_6$），保留时间为 24.68 min。对其进行离子分析（图 1-24），m/z 273.0387 推测为准分子离子峰丢失一分子 CO_2 产生。根据化合物的精确分子量、质谱行为和参考文献，推测该化合物为 1，3，5，6-四羟基-4-异戊烯基叫酮[4]。

化合物 38：准分子离子峰 [M+H]⁺ 为 m/z 509.2106（$C_{36}H_{28}O_3$），保留时间为 30.04 min。对其进行离子分析（图 1-25），m/z 491.2053 推测为准分子离子峰丢失一分子 H_2O 产生，m/z 473.1909 推测为准分子离子峰丢失两分子 H_2O 产生。根据化合物的精确分子量、质谱行为和参考文献[3]，推测该化合物为 bijaponicaxanthone。

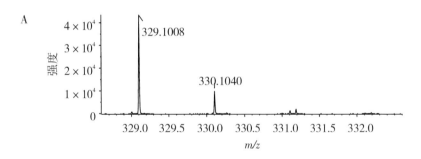

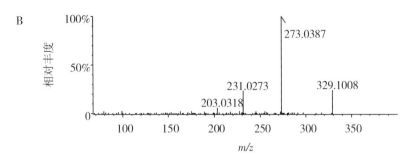

图 1-24 化合物 36 正模式下一级扫描图（A）及二级碎片质谱图（B）

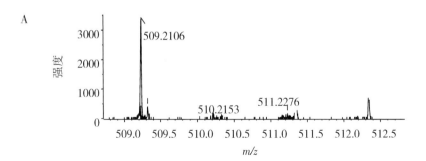

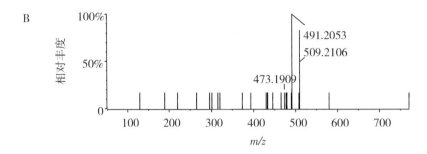

图 1-25 化合物 38 正模式下一级扫描图（A）及二级碎片质谱图（B）

化合物39：准分子离子峰［M＋H］⁺为 *m/z* 383.1116（C₂₁H₁₈O₇），保留时间为 32.27 min。对其进行离子分析（图1－26），*m/z* 368.0889 推测为准分子离子峰丢失一分子 CH₃产生，*m/z* 353.0647 推测为准分子离子峰同时丢失两分子 CH₃产生，根据化合物的精确分子量、质谱行为和参考文献[3]，推测该化合物为 sarothranol。

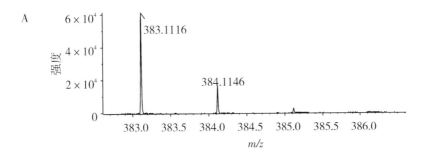

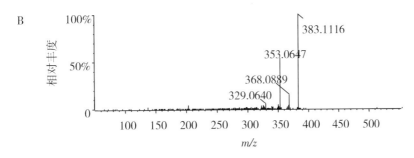

图1－26　化合物39正模式下一级扫描图（A）及二级碎片质谱图（B）

（三）有机酸类化合物分析

有机酸类化合物中通常含有羧酸基团，故在质谱图中通常丢失一分子 CO₂或 HCOOH。若结构式中含有羟甲基，则会出现丢失一分子 CH₃O 或 H₂CO 的分子峰。

化合物1：准分子离子峰［M＋H］⁺为 *m/z* 139.0379（C₇H₆O₃），保留时间为 1.32 min。对其进行离子分析（图1－27），*m/z* 111.0420 推测为准分子离子峰丢失一分子 CO 产生，*m/z* 93.0509 推测为准分子离子峰丢失一分子 HCOOH 产生。根据化合物的精确分子量、质谱行为和对照品一致，推测该化合物为对羟基苯甲酸。

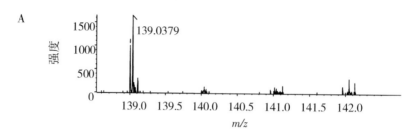

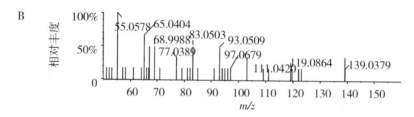

图1-27 化合物1正模式下一级扫描图（A）及二级碎片质谱图（B）

化合物2：准分子离子峰 [M－H]⁻ 为 m/z 191.0208（$C_7H_6O_3$），保留时间为 1.48 min。对其进行离子分析（图1-28），m/z 147.0321 推测为准分子离子峰同时丢失一分子 H_2O 和一分子 CO_2 产生。根据化合物的精确分子量、质谱行为和参考文献[7]，推测该化合物为柠檬酸。

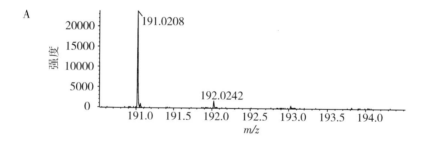

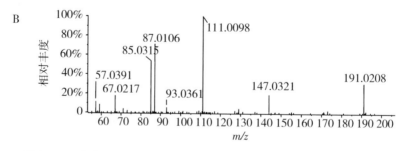

图1-28 化合物2负模式下一级扫描图（A）及二级碎片质谱图（B）

化合物3和5：准分子离子峰［M－H］⁻分别为 m/z 163.0408 和 163.0416 （$C_9H_8O_3$），保留时间分别为 1.53 min 和 1.75 min。对其进行离子分析（图1-29），m/z 119.0504 推测为准分子离子峰丢失一分子 CO_2 产生，m/z 91.0535 推测为准分子离子峰同时丢失一分子 CO 和一分子 CO_2 产生。根据化合物的精确分子量、质谱行为和参考文献[7]，推测两种化合物分别为对羟基肉桂酸和香豆酸。

化合物6：准分子离子峰［M－H］⁻为 m/z 169.0153 （$C_7H_6O_5$），保留时间为 3.03 min。对其进行离子分析（图1-30），m/z 125.0241 推测为准分子离子峰丢失一分子 CO_2 产生，m/z 107.0139 推测为准分子离子峰同时丢失一分子 H_2O 和一分子 CO_2 产生。化合物的精确分子量及质谱行为与对照品一致，确证该化合物为没食子酸。

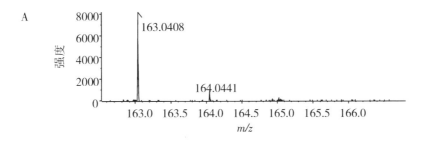

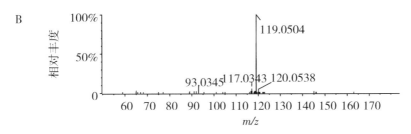

图1-29　化合物3负模式下一级扫描图（A）及二级碎片质谱图（B）

A

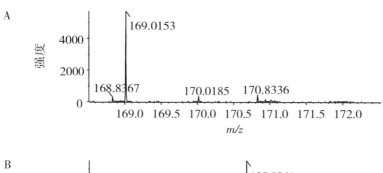

B

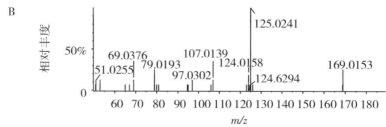

图 1-30　化合物 6 负模式下一级扫描图（A）及二级碎片质谱图（B）

化合物 7：准分子离子峰［M－H］⁻为 m/z 153.0198（$C_7H_6O_4$），保留时间为 3.49 min。对其进行离子分析（图 1-31），m/z 109.0303 推测为准分子离子峰丢失一分子 CO_2 产生，m/z 91.0195 推测为准分子离子峰同时丢失一分子 H_2O 和一分子 CO_2 产生。化合物的精确分子量、质谱行为与对照品一致，确证该化合物为原儿茶酸。

A

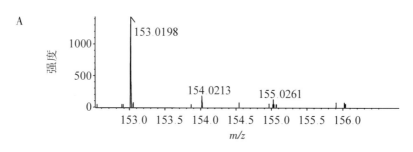

B

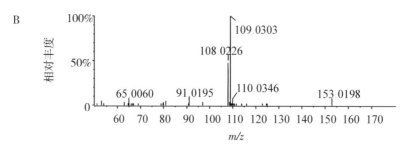

图 1-31　化合物 7 负模式下一级扫描图（A）及二级碎片质谱图（B）

化合物 8：准分子离子峰 ［M－H］$^-$ 为 m/z 353.0881（$C_{16}H_{18}O_9$），保留时间为 3.92 min。对其进行离子分析（图 1－32），m/z 191.0563 推测为准分子离子分丢失一分子咖啡酸产生，m/z 173.0460 推测为准分子离子峰同时丢失一分子咖啡酸和一分子 H_2O 产生。化合物的精确分子量及质谱行为与对照品一致，确证该化合物为绿原酸。

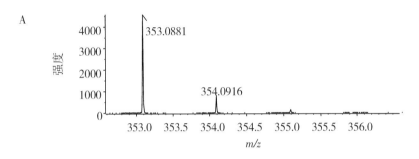

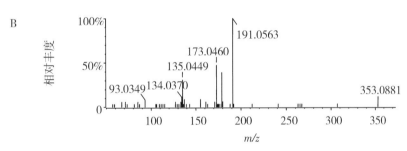

图 1－32 化合物 8 负模式下一级扫描图（A）及二级碎片质谱图（B）

（四）其他类化合物分析

化合物 4：准分子离子峰 ［M－H］$^-$ 为 m/z 188.0567（$C_7H_{11}NO_5$），保留时间为 1.6 min。对其进行离子分析（图 1－33），m/z 170.0446 推测为准分子离子峰丢失一分子 H_2O 产生，m/z 144.0704 推测为准分子离子峰丢失一分子 CO_2 产生，根据化合物的精确分子量、质谱行为和参考文献[7]，推测该化合物为 N－乙酰基－谷氨酸。

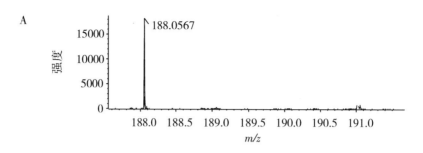

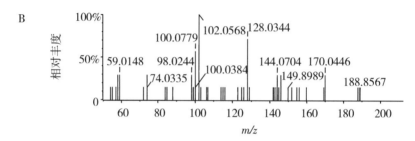

图 1-33 化合物 4 负模式下一级扫描图（A）及二级碎片质谱图（B）

化合物 37：准分子离子峰 [M−H]⁻ 为 m/z 293.1785（$C_{17}H_{26}O_4$），保留时间为 28.4 min。对其进行离子分析（图 1-34），m/z 221.1565 推测为准分子离子峰同时丢失一分子 CO_2 和一分子 CO 产生。根据化合物的精确分子量、质谱行为和参考文献[5]，推测该化合物为 Embelin。

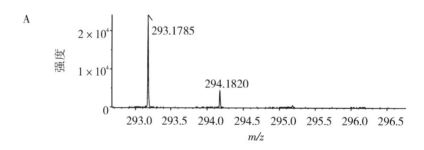

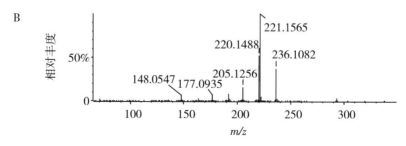

图 1-34 化合物 37 负模式下一级扫描图（A）及二级碎片质谱图（B）

第四节　本章小结

　　本研究采用 UFLC – Q – TOF – MS/MS 法对田基黄中的化学成分进行分析。通过与对照品对照，确证了 14 种化合物；通过准确分子量和质谱裂解行为，指证了 25 种化合物。39 种化合物中包括 17 种黄酮、13 种𠮿酮、7 种有机酸及 2 种其他化合物，本实验对田基黄中的化学成分进行了全面的研究，为田基黄的深入研究提供了基础。

参考文献

[1] 林宏英，黄建梅，段天璇，等. 电喷雾 – 质谱研究 A 环不同取代基对黄酮类化合物裂解途径的影响 [J]. 中国测试，2013，5：59 – 61.

[2] 傅芃，李廷钊，柳润辉，等. 田基黄黄酮类化学成分的研究 [J]. 中国天然药物，2004，5：30 – 31.

[3] WU Q L, WANG S P, DU L J, et al. Chromone glycosides and flavonoids from Hypericum japonicum [J]. Phytochemistry，1998，49：1417 – 1420.

[4] 傅芃，李廷钊，柳润辉，等. 田基黄𠮿酮成分的研究 [J]. 天然产物研究与开发，2004，6：511 – 513.

[5] 李娟. 田基黄质量控制方法及相关成分药动学研究 [D]. 沈阳：沈阳药科大学，2007.

[6] 王晓炜，毛羽，范明，等. 田基黄抗缺氧活性成分的分离鉴定与活性测定 [J]. 沈阳药科大学学报，2009，9：701 – 703.

[7] 王晓炜. 田基黄抗缺氧活性成分的研究 [D]. 沈阳：沈阳药科大学，2009.

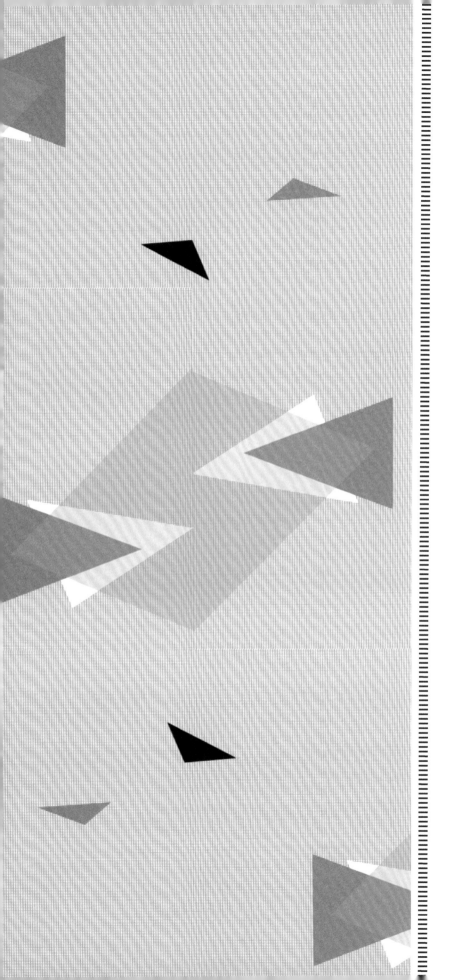

第二章　田基黄色谱指纹特征的化学模式识别研究

第一节 研 究 概 述

中药指纹图谱是基于对中药物质群整体认识的基础上，采用波谱、色谱等技术获得其化学成分的光谱或色谱图，对中药质量的综合评价和控制具有重要的意义。本章构建了田基黄药材 TLC 指纹图谱，并采用模式识别中的判别分析法对田基黄 TLC 指纹特征进行处理，建立了典则判别函数和 Fisher's 判别函数。它根据一批已知类别样品的量化特征来建立判别函数，使得该函数在判别样品所属类别时，对样品的错判率控制在最小。判别函数的建立，使田基黄药材的质量评价更为快速、准确和直观，有利于实际应用。该结果为田基黄药材的质量评价提供了一种全新的方法。

第二节 田基黄 TLC 指纹特征的构建

【实验材料】

（一）仪器与试药

自动点样仪（Automatic TLC Sampler 4，瑞士 CAMAG）；薄层色谱摄像仪（Reprostar 3，瑞士 CAMAG）；薄层色谱扫描仪（TLC Scanner 3，瑞士 CAMAG）；双槽展开缸（瑞士 CAMAG）；聚酰胺薄膜 10 cm×20 cm（艺能色谱材料厂及德国 MN 薄膜）；超声波清洗器（T660/H，德国 ELNA）；十万分之一分析天平（德国 Sartorius）；烘箱（20-220，德国 MEMMERT）；旋转蒸发仪（RZ-52A，日本 EYELA）。计算机辅助指纹图谱相似度计算软件（中南大学）。槲皮苷对照品（WA17779，Fluka 公司）；异槲皮苷对照品（WA19732，Fluka 公司）；实验所用试剂的纯度规格均为分析纯。

（二）药材

本实验所用田基黄药材系从广西、广东等地采集或从药材市场购买；药材编号与产地（或收集地点）如下。1—6：广西桂林；7，8：广西桂林药材公司购买；9，10：广州清平药材市场购买；11，12：广西柳州；13，14：广西宜州；15，16：广西来宾；17，18：广西南宁；19，20：广西玉林；21，22：广西都安；23，24：广西南宁；25，26：江西众鑫药业有限公司提供；27，28：江苏安格药业有限公司提供；29，30：河南龟山神草药业有限公司提供；31，32：广西浦北。经鉴定，所有样品均为药典规定的田基黄（*Hypericum japonicum* Thunb.）。

【实验部分】

（一）溶液的制备

1. 对照品溶液的制备

取槲皮苷对照品适量，精密称定，置于 10 mL 容量瓶中，加 95% 乙醇适量使溶解并稀释至刻度，摇匀，制成 1 mg/mL 的溶液，即得。

2. 田基黄供试液的制备

取各产地田基黄药材粉末（过 40 目筛）约 3.0 g，精密称定，加水 40 mL 回流 1 h，滤过，减压浓缩至 5 mL，定量加入乙醇 17 mL，使溶液含醇量达 85%，搅匀，放置过夜，滤过，滤液减压回收乙醇近干，加 85% 乙醇溶解，定量转移至 10 mL 容量瓶中，稀释至刻度，即得。

（二）薄层层析与扫描

层析板采用国产聚酰胺薄膜（10 cm × 20 cm）；展开剂为水：95% 乙醇：甲酸：乙酰丙酮（9：2：2：1）；展开温度为室温（25 ℃）；湿度在 65% 左右；展开前预饱和 10 min；展距 14 ~ 16 cm；展开完毕后，自然晾干，喷以 2% 三氯化铝 - 乙醇溶液，加热至显色清晰，置紫外光（366 nm）灯下拍照，然后单波长反射法线性扫描，自原点开始后的斑点一次连续全程扫描，扫描波长为 320 nm，扫描速度为 100 mm/s，光束狭缝为 5.00 mm × 0.45 mm。图 2 -1、图 2 -2 列出了部分样品 TLC 图和三维扫描图。对 32 批田基黄药材的色谱峰进行统计，共出现 22 个特征峰。其中：共有特征峰为 4，5，6，7，11，13，15，17，19 共 9 个峰，它们构成了田基黄药材的指纹特征（图 2 -3）。

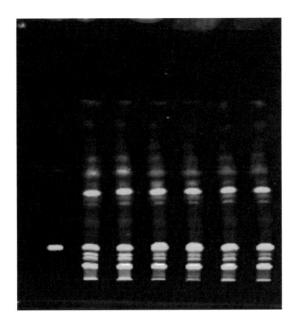

图2－1　槲皮苷对照品及1－6号田基黄样品薄层层析

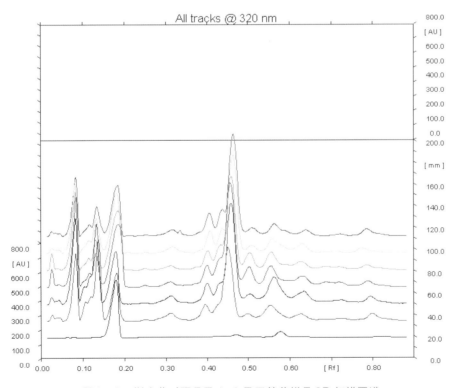

图2－2　槲皮苷对照品及1－6号田基黄样品3D扫描图谱

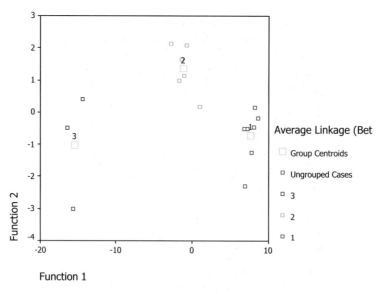

图 2 - 3　田基黄药材薄层指纹特征

第三节　田基黄 TLC 指纹特征的计算机模式识别研究

（一）原分类的设定

为验证 TLC 特征的分类效果，以已知 16 个产地的样品作为训练集来建立判别函数。分类变量为"原分类"，"原分类"中的"1 类 = 成分含量较低的样品"，"2 类 = 成分含量居中的样品"，"3 类 = 成分含量较高的样品"。训练集样品编号、评价指标（峰面积数值）及原分类见表 2 - 1。另外，16 个样品作为检验集，其样品编号、评价指标（峰面积数值）见表 2 - 2。

（二）判别分析过程

将所有 32 个样品的峰面积数据输入计算机，用 SPSS 16. 0 软件进行分析，以建立判别函数。其中，作为训练集的样品编号为 2，4，6，8，10，12，14，16，18，20，22，24，26，28，30，32。在"原分类"一栏中标注其所属类别，作为检验集的样品在"真实类"一栏中标注其所属类别。分析过程采用逐步判别法，即按自变量（在本文中为特征峰的相对百分含量）贡献大小，逐个引入和剔除变量，直到没有新的显著作用的自变量可以引入，也没有显著的自变量可以从方程内剔除为止。分析步骤见表 2 - 3、表 2 - 4。

表 2 - 1　训练集样品量化特征

编号	P_1	P_2	P_3	P_4	P_5	P_6	P_7	P_8	P_9	P_{10}	P_{11}	P_{12}
2	169.5	233.3	—	4050.9	1556.3	4139.2	3173.5	—	21.2	49.0	913.0	—
4	435.0	93.3	—	5168.8	686.1	1486.7	5609.5	—	—	96.1	445.8	—
6	99.9	—	—	1518.0	267.2	405.3	1601.3	—	—	—	188.8	—
8	327.9	—	—	1314.0	418.5	932.5	2146.6	—	—	—	376.8	—
10	175.4	43.3	155.5	1773.7	1460.7	1024.8	3358.1	69.2	—	—	499.4	370.2
12	566.4	34.3	—	3162.5	595.0	1486.3	7020.4	—	—	—	491.7	—
14	—	76.8	—	1791.0	423.5	570.4	1465.8	—	87.5	—	233.8	—
16	—	287.7	—	3025.5	365.8	1768.9	4006.0	—	195.9	—	493.4	—
18	—	102.1	—	5782.2	2674.5	3120.2	8429.9	—	128.5	—	670.3	—
20	133.7	—	—	3573.4	864.5	1724.2	2802.9	—	—	151.0	456.9	—
22	85.4	—	—	1241.7	509.1	745.4	2023.7	—	—	237.1	677.3	143.2
24	55.5	—	—	7256.6	2744.9	176	11212.6	—	253.0	—	963.4	—
26	59.7	55.1	—	2272.2	2074.0	1407.4	6753.7	—	13	204.1	806.8	—
28	16.4	56.1	—	1605.1	1044.3	609.9	4010.9	—	265.7	684.0	209.8	—
30	—	—	—	1709.5	986.2	724.4	6100.5	142.9	190.5	674.0	291.3	—
32	78.4	109.8	—	1736.8	804.5	741.2	4140.3	—	—	—	618.4	—

续上表

编号	P_{13}	P_{14}	P_{15}	P_{16}	P_{17}	P_{18}	P_{19}	P_{20}	P_{21}	P_{22}	原分类
2	1339.6	—	8342.9	399.9	1204.3	734.8	559.0	289.2	218.4	—	2
4	1185.9	—	8780.8	990.9	1743.2	949.3	1196.5	1509.8	534.2	—	2
6	452.8	—	4537.6	268.6	788.6	529.2	522.9	287.6	184.0	—	1
8	1161.9	—	8162.4	1221.3	1158.9	579.3	787.5	395.2	338.3	—	2
10	1196.0	—	5889.6	190.0	1334.9	357.5	419.1	341.1	—	—	1
12	2942.5	—	18108.3	1470.8	3154.6	—	1657.8	1694.5	664.1	216.4	3
14	433.5	—	4103.7	287.4	791.1	427.6	341.6	258.1	141.6	—	1
16	1401.1	—	9412.0	499.8	1068.7	367.3	351.7	—	218.3	—	2
18	2083.3	—	17110.9	845.5	6573.7	573.4	815.7	—	712.6	—	3
20	798.0	—	5999.2	564.8	2255.1	—	844.9	1037.9	—	1177.5	1
22	852.4	—	2417.6	—	863.4	525.1	892.5	—	89.8	—	1
24	1912.3	—	10699.0	—	2413.3	—	732.9	653.0	—	—	3
26	1707.2	—	8598.2	—	3779.4	—	3139.8	1412.8	972.7	—	2
28	1133.3	—	5929.2	540.9	1584.5	536.9	1640.6	786.1	—	—	1
30	2120.2	1380.2	8756.0	596.8	2593.9	1121.0	736.8	350.8	236.3	—	2
32	652.7	699.2	3979.9	340.6	2260.0	—	1214.7	398.0	158.7	—	1

表 2 - 2　检验集样品量化特征

编号	P_1	P_2	P_3	P_4	P_5	P_6	P_7	P_8	P_9	P_{10}	P_{11}	P_{12}
1	134.7	105.0	—	4213.7	1779.1	4264.2	3494.1	—	39.4	109.3	1109.3	—
3	450.0	96.1	—	5278.6	665.7	1553.8	5610.9	—	—	82.6	431.3	—
5	90.1	69.2	—	1552.6	298.2	472.3	1576.8	—	—	39.2	280.3	—
7	329.8	—	—	1368.1	434.6	953.6	2228.5	—	—	—	417.6	—
9	41.5	17.6	—	1768.0	651.9	857.7	2684.7	—	176.2	411.0	355.0	—
11	615.7	—	—	3347.0	655.1	1509.3	7151.6	—	—	—	728.3	—
13	—	97.1	—	1894.7	43	575.7	1424.3	—	97.3	—	236.7	—
15	—	293.2	—	3023.3	348.5	1754.6	3992.3	—	234.6	—	528.5	—
17	—	54.3	—	3188.8	2043.7	3189.8	7051.2	—	139.7	—	610.7	—
19	170.4	—	—	3564.7	902.6	1723.3	2668.2	—	—	148.9	465.8	—
21	106.8	—	—	145	589.9	972.9	2163.9	—	—	259.4	790.9	187.2
23	153.8	—	—	6799.0	2189.7	1587.6	11770.4	—	206.6	—	961.2	—
25	51.8	90.9	—	2468.5	2137.0	1469.5	7249.0	—	133.4	233.0	869.0	—
27	17.4	73.0	—	1951.2	1109.2	648.8	4248.7	—	215.0	661.9	152.3	—
29	—	—	—	1567.7	1033.4	573.1	5703.8	185.7	—	64	275.7	—
31	149.0	154.2	—	2291.5	980.2	824.6	4508.2	—	—	—	696.5	—

续上表

编号	P_{13}	P_{14}	P_{15}	P_{16}	P_{17}	P_{18}	P_{19}	P_{20}	P_{21}	P_{22}	真实类
1	974.7	—	6478.2	317.1	1154.1	654.8	541.7	308.5	131.3	—	2
3	1126.6	—	10037.0	747.2	1419.2	542.2	502.9	354.4	243.8	—	2
5	570.5	—	4044.1	256.1	626.6	394.5	462.8	261.7	71.8	—	1
7	1194.6	—	8364.1	1257.0	1282.2	576.9	814.2	468.6	361.6	—	2
9	1080.3	—	6903.9	—	1943.7	—	1130.3	790.5	124.6	—	1
11	3470.1	—	19497.6	1663.8	2575.2	—	1049.9	2296.0	478.5	473.9	3
13	395.4	—	4220.7	283.5	867.0	433.4	393.2	123.1	187.9	—	1
15	1423.2	—	9763.6	508.5	1066.8	408.1	422.5	—	235.1	—	2
17	1887.0	—	14655.7	688.3	4863.7	—	1233.8	—	482.5	—	3
19	768.3	—	5906.6	524.1	2211.0	—	717.9	775.9	—	1246.4	1
21	986.2	—	2663.8	—	787.4	796.7	1020.3	—	90.8	—	1
23	1897.4	—	11172.2	—	2556.7	386.9	669.2	663.3	—	—	3
25	1693.4	—	8096.2	—	5197.3	—	3236.4	1688.6	1151.8	—	2
27	1225.0	—	6023.4	538.2	1655.5	465.2	1455.7	551.5	—	—	1
29	1962.8	1348.0	8412.8	641.0	2768.8	1000.6	1134.1	472.4	367.8	—	2
31	715.0	695.2	4526.7	429.1	2432.3	—	1193.9	373.9	210.7	—	1

表2－3 分析样品的性质

	Unweighted Cases	N	Percent
	Valid	16	50. 0
	Missing or out – of – range group codes	0	. 0
	At least one missing discriminating variable	16	50. 0
Excluded	Both missing or		
	Out – of – range group codes and at least one missing discriminating variable	0	. 0
	Total	16	50. 0
	Total	32	100. 0

表2－3表明：用于输入计算机进行分析的32个样品，对建立判别函数有效的有16个，占50%，另外16个属于检验样品，这与预定的分组一致。

表2－4 纳入分析的变量及纳入过程

Step	No.	Tolerance	F to Remove	Wilks'Lambda
1	P_{15}	1. 000	35. 291	
2	P_{15}	. 909	15. 418	. 295
	P_7	. 909	5. 309	. 156
3	P_{15}	. 845	14. 059	. 219
	P_7	. 689	7. 716	. 146
	P_{10}	. 752	1. 884	. 083
4	P_{15}	. 829	12. 031	. 153
	P_7	. 571	7. 716	. 114
	P_{10}	. 552	2. 089	. 064
	P_{18}	. 713	1. 830	. 061
5	P_{15}	. 710	12. 109	. 127
	P_7	. 472	9. 359	. 100
	P_{10}	. 445	3. 186	. 056
	P_{18}	. 660	2. 140	. 048
	P_3	. 750	1. 717	. 045
6	P_{15}	. 569	1. 001	. 019
	P_7	. 396	9. 185	. 051
	P_{10}	. 141	9. 206	. 051
	P_{18}	. 405	5. 311	. 036
	P_3	. 376	5. 616	. 037
	P_{13}	. 188	4. 360	. 033

续上表

Step	No.	Tolerance	F to Remove	Wilks'Lambda
	P_7	.418	9.639	.061
	P_{10}	.145	22.426	.117
7	P_{18}	.411	6.698	.048
	P_3	.378	7.935	.054
	P_{13}	.235	24.937	.127
	P_7	.305	13.086	.058
	P_{10}	.128	18.511	.076
8	P_{18}	.308	8.751	.043
	P_3	.302	9.839	.047
	P_{13}	.172	31.533	.120
	P_{14}	.513	1.758	.019
	P_7	.218	17.338	.045
	P_{10}	.123	11.711	.033
	P_{18}	.305	5.048	.018
9	P_3	.220	12.385	.034
	P_{13}	.123	38.641	.090
	P_{14}	356	3.375	.015
	P_{19}	.316	2.831	.014
	P_7	.183	18.131	.034
	P_{10}	.103	11.62	.023
	P_{18}	.299	4.252	.011
10	P_3	.181	13.211	.026
	P_{13}	.101	40.421	.069
	P_{14}	.291	4.173	.011
	P_{19}	.247	3.914	.011
	P_2	.656	1.719	.007

表2-4反映了在对训练集样品进行逐步判别时，按自变量贡献大小，逐个引入的变量及引入步骤。在进行了10次引入后，最终选定上述8个特征峰数值作为建立判别函数的原始数据。

（三）典则判别分析

典则判别函数见表2-5，各分类组中心点位置见表2-6，训练集及检验集样品散点图见图2-4。

表2-5　典则判别函数系数

No.	Function	
	1	2
P_2	.006	.008
P_3	.053	-.002
P_7	-.001	.000
P_{10}	.012	-.002
P_{13}	-.008	.000
P_{14}	.004	.001
P_{18}	-.003	.003
P_{19}	.002	.001
(Constant)	13.928	-3.008

表2-6　各分类组中心点位置

Average Linkage (Between Groups)	Function	
	1	2
1	7.623	-.723
2	-1.136	1.358
3	-15.514	-1.028

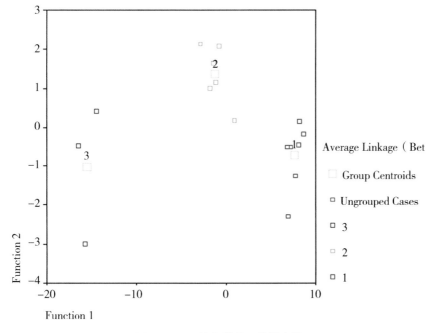

图2-4　田基黄样品二维散点图

根据典型判别函数表，得出典型判别函数如下：

$D_1 = 13.928 + 0.006P_2 + 0.053P_3 - 0.001P_7 + 0.012P_{10} - 0.008P_{13} + 0.004P_{14} - 0.003P_{18} + 0.002P_{19}$

$D_2 = -3.008 + 0.008P_2 - 0.002P_3 - 0.002P_{10} + 0.001P_{14} + 0.003P_{18} + 0.001P_{19}$

将待检样品对应特征峰的量化特征值代入上述方程，判别标准为：$5 < D_1 < 10$ 且 $-3 < D_2 < 1$：判为第 1 类；$-5 < D_1 < 5$ 且 $0 < D_2 < 3$：判为第 2 类；$-20 < D_1 < -10$ 且 $-4 < D_2 < 1$：判为第 3 类。

（四）Fisher's 判别分析

Fisher's 判别函数系数见表 2 - 7。

表 2 - 7　Fisher's 判别函数系数

No.	Average Linkage（Between Groups）		
	1	2	3
P_2	$-2.13E - 02$	$-5.91E - 02$	$-.169$
P_3	$-.308$	$-.779$	-1.542
P_7	$8.649E - 03$	$2.032E - 02$	$4.029E - 02$
P_{10}	$-7.82E - 02$	$-.186$	$-.350$
P_{13}	$5.086E - 02$	$.122$	$.239$
P_{14}	$-2.03E - 02$	$-4.86E - 02$	$-.102$
P_{18}	$3.094E - 02$	$6.792E - 02$	$.109$
P_{19}	$-6.08E - 03$	$-1.80E - 02$	$-4.62E - 02$
（Constant）	-24.709	-125.3701	-438.440

Fisher's 判别函数如下：

原分类（1）$= -24.709 - 0.0213P_2 - 0.308P_3 + 0.008649P_7 - 0.0782P_{10} + 0.05086P_{13} - 0.0203P_{14} + 0.03094P_{18} - 0.00608P_{19}$

原分类（2）$= -125.370 - 0213P_2 - 0.0591P_3 + 0.02032P_7 - 0.186P_{10} + 0.122P_{13} - 0.0486P_{14} + 0.06792P_{18} - 0.018P_{19}$

原分类（3）$= -438.440 - 0.169P_2 - 0.542P_3 + 0.04029P_7 - 0.350P_{10} + 0.239P_{13} - 0.102P_{14} + 0.109P_{18} - 0.0462P_{19}$

在实际应用中将受检样品的相应指标分别代入 3 个判别函数中计算，可求出 3 个判别函数值，受检样品归于函数值最大的一类。

（五）判别相符率分析

将检验集样品的上述 8 个量化特征值代入判别函数进行运算，结果见表 2 - 8。

将判别分类与真实分类对照可得到判别相符率（表2-9），判别相符率越高，说明判别效果越好。本研究判别相符率为100%。

表2-8 检验集样品分类结果

			Highest Group			
Case Number	Actual Group	Predicted group	$P(D>d\mid G=g)$		$P(G=g\mid D=d)$	Squared Mahalanobis Distance to Centroid
			p	df		
1	ungrouped	2	.248	2	.692	2.788
2	2	2	.762	2	.992	.545
3	ungrouped	2	.296	2	1.000	2.436
4	2	2	.240	2	1.000	2.852
5	ungrouped	1	.763	2	1.000	.542
6	1	1	.800	2	.999	.447
7	ungrouped	2	.440	2	.884	1.640
8	2	2	.357	2	.814	2.063
9	ungrouped	1	.515	2	1.000	1.327
10	1	1	.311	2	.806	2.338
11	ungrouped	3	.625	2	1.000	.938
12	3	3	.846	2	1.000	.335
13	ungrouped	1	.812	2	1.000	.417
14	1	1	.799	2	1.000	.449
15	ungrouped	2	.756	2	1.000	.559
16	2	2	.742	2	.999	.596
17	ungrouped	3	.168	2	1.000	3.564
18	3	3	.268	2	1.000	2.632
19	ungrouped	1	.564	2	.999	1.146
20	1	1	.546	2	.999	1.209
21	ungrouped	1	.173	2	1.000	3.511
22	1	1	.194	2	1.000	3.285
23	ungrouped	3	.844	2	1.000	.339
24	3	3	.469	2	1.000	1.514
25	ungrouped	2	.120	2	.999	4.244
26	2	2	.122	2	.999	4.208
27	Ungrouped	1	.959	2	.998	.084
28	1	1	.909	2	.999	.191
29	Ungrouped	2	.535	2	.997	1.251
30	2	2	.388	2	1.000	1.891
31	Ungrouped	1	.302	2	.977	2.396
32	1	1	.485	2	.996	1.446

Original（位于Case Number 16与17之间左侧）

表 2-9 样品分类相符率

受检样品编号	实际分类	计算机预期分类	预期与实际是否符合
1	2	2	是
3	2	2	是
5	1	1	是
7	2	2	是
9	1	1	是
11	3	3	是
13	1	1	是
15	2	2	是
17	3	3	是
19	1	1	是
21	1	1	是
23	3	3	是
25	2	2	是
27	1	1	是
29	2	2	是
31	1	1	是
总符合率：		100%	

第四节 总 结

本研究构建了田基黄药材 TLC 指纹图谱，并采用模式识别技术对指纹特征进行了解析，经过计算机的判别分析，采用逐步判别法，从 22 个色谱峰中筛选出了对分类影响最大的 8 个色谱峰作为判别分析的自变量，从而大大简化了分析过程。以训练集这 8 个峰的量化特征建立了典则判别函数和 Fisher's 判别函数，并用该函数对检验集样品进行检验，结果表明分类相符率达 100%。判别函数的建立，为未知样品的质量评价提供了一个准确、快捷的新方法。在实际应用中只需将待测样品按本文的色谱条件进行分离，将 8 个特征峰的相对百分含量数据输入计算机进行运算，就能快速得出分类结果。

这一研究成果丰富了田基黄质量的研究内容，所建立的分类判别函数突破了传统的鉴定模式，实现了从整体上对各种田基黄的质量进行综合评价，具有重大理论意义和实用价值。

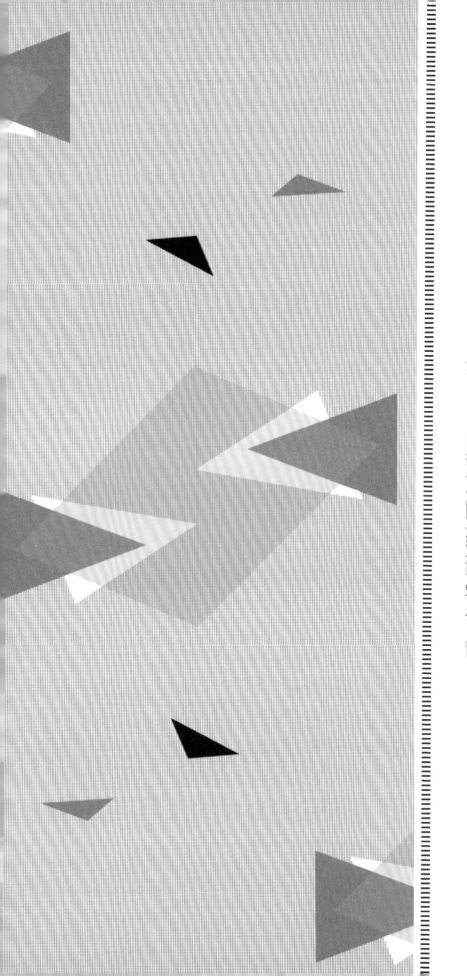

第三章 田基黄的药效学评价

第一节 研 究 概 述

田基黄始载于《生草药性备要》，为藤黄科植物地耳草（*Hypericum japonicum* Thunb.）的干燥全草，味甘、微苦、性凉，归肝、胆、大肠经，具有清热利湿、散瘀止痛、消肿解毒的功效[1]。民间多用其治疗急、慢性肝炎。现代药理研究表明，田基黄具有保肝、抑菌、抗病毒、增强免疫、抑制肿瘤和防治心血管系统疾病等多种药理学作用[2-3]。田基黄的化学成分主要为黄酮、间苯三酚类等多种化合物及其衍生物[4]。根据田基黄的传统功用，我们以田基黄提取物为田基黄总黄酮，对其抗肝纤维化、抗肝损伤、利胆退黄等作用进行了药理学研究，系统地评价了田基黄的药效。

主要内容如下：①抗肝纤维化作用研究；②抗急性肝损伤作用研究；③利胆退黄作用研究；④抗乙肝病毒作用研究。

第二节 抗肝纤维化作用研究

一、田基黄总黄酮对 CCl_4 复合因素所致大鼠肝纤维化的影响

【实验材料】

1. 药物及试剂

田基黄总黄酮（黄酮含量为 63.5%）：系本研究团队从田基黄中提取分离得到；TBIL、DBIL、ALT、AST、SOD、MDA、GSH-Px、Hyp、GSH 检测试剂盒购自南京建成生物工程研究所；大鼠 TNF-α ELISA 试剂盒购自武汉博士德生物工程有限公司；HA、LN、PC-Ⅲ放免试剂盒购自上海海军医学研究所生物技术中心；MMP-1 ELISA 试剂盒购自上海凯博生化试剂有限公司；TIMP-1ELISA 试剂盒购自上海远慕生物科技有限公司。

2. 动物

SD 大鼠，SPF 级，$180 \sim 220$ g，雌雄各半，由广东省医学实验动物中心提供，动物合格证号：SCXK（粤）2008 - 0002。

【实验方法】

取 SD 大鼠，参照文献方法[5]，复制 CCl_4 复合因素致大鼠肝纤维化模型，具体方法为：除正常对照组 10 只外，其余大鼠第 1 周（首次）用纯 CCl_4 按 5 mL/kg 对大鼠背部皮下注射，第 $2 \sim 6$ 周用 40% CCl_4 - 橄榄油按 3 mL/kg 对大鼠背部皮下注射，2 次/周。同时第 $1 \sim 6$ 周内，并以 20% 乙醇作为大鼠的唯一饮水，连续 6 周。将复制 CCl_4 肝纤维化模型至第 6 周而存活的大鼠，按性别及体重随机分成 4 组，每组 10 只，加上正常对照组，共计 5 组。然后分别给予药物或蒸馏水：田基黄总黄酮低、中、高剂量组每天分别按 9 mg/kg，18 mg/kg，36 mg/kg 的剂量灌胃给予田基黄总黄酮 1 次，连续 12 周；正常对照组和模型对照组灌服等体积蒸馏水。末次给药 1 h 后，各组大鼠用乙醚轻度麻醉，于腹主动脉采血，取血清采用试剂盒检测 TBIL、DBIL、ALT、AST、HA、LN、PC - Ⅲ、TNF - α 水平；然后打开腹腔迅速取出肝组织并在生理盐水下清洗，匀浆后采用试剂盒检测 SOD、MDA、GSH - Px 和 Hyp，采用 ELISA 法检测 MMP - 1 和 TIMP - 1 蛋白的表达；另切取大鼠肝脏，用中性 10% 福尔马林固定，其中左叶进行 HE 染色，以观察肝细胞结构和肝纤维化程度，右叶用于免疫组织化学法（SABC 法）检测肝组织 α - 肌动蛋白（α - SMA）的表达。

实验数据以"平均值 ± 标准差"（$\bar{x} + s$）表示，采用统计软件 SPSS 16.0 进行统计学分析处理，组间比较采用单因素方差分析（One - Way ANOVA）法，$P < 0.05$ 表示差异具有显著性。

【实验结果】

1. 田基黄总黄酮对血清中肝功能指标 TBIL、DBIL、ALT、AST 的影响

由表 3 - 1 可见，与正常对照组比较，模型对照组大鼠血清中 TBIL、DBIL、ALT 和 AST 水平均显著升高（$P < 0.01$），提示该模型大鼠的肝细胞明显破坏。田基黄总黄酮低、中、高剂量组大鼠血清中 TBIL、DBIL、ALT 和 AST 的水平与模型对照组比较，差异均具有统计学意义（$P < 0.01$ 或 $P < 0.05$），说明田基黄总黄酮能降低 CCl_4 复合因素所致肝纤维化大鼠的肝损伤程度。

表3-1　田基黄总黄酮对血清中肝功能指标 TBIL、DBIL、ALT、AST 的影响（$\bar{x} \pm s, n = 10$）

组　　别	TBIL (μmol/L)	DBIL (μmol/L)	ALT (U/L)	AST (U/L)
正常对照组	4.98 ± 1.24	3.54 ± 1.11	39.02 ± 9.44	86.02 ± 17.66
模型对照组	31.29 ± 3.27##	20.91 ± 3.51##	430.92 ± 47.33##	579.37 ± 135.82##
田基黄总黄酮 低剂量组	19.87 ± 4.33*	12.67 ± 3.01*	189.73 ± 32.77**	330.98 ± 80.95**
田基黄总黄酮 中剂量组	11.23 ± 2.44**	9.02 ± 2.18**	164.02 ± 40.21**	256.71 ± 56.78**
田基黄总黄酮 高剂量组	8.93 ± 2.01**	5.65 ± 1.13**	98.77 ± 25.61**	136.79 ± 23.67**

注：与正常对照组比较：##$P < 0.01$；与模型对照组比较：*$P < 0.05$，**$P < 0.01$。

2. 田基黄总黄酮对肝纤维化指标 PC-Ⅲ、HA、LN、Hyp 的影响

由表3-2可见，与正常对照组比较，模型对照组大鼠血清中 PC-Ⅲ、HA、LN 含量和肝组织中 Hyp 含量均显著升高（$P < 0.01$），提示该模型大鼠具有明显的肝纤维化病理改变。田基黄总黄酮低、中、高剂量组大鼠血清中 PC-Ⅲ、HA、LN 含量和肝组织中 Hyp 含量与模型对照组比较，差异均具有统计学意义（$P < 0.01$ 或 $P < 0.05$），提示田基黄总黄酮对 CCl₄ 复合因素造成的大鼠肝纤维化具有抑制作用。

表3-2　田基黄总黄酮对肝纤维化指标 PC-Ⅲ、HA、LN、Hyp 的影响（$\bar{x} \pm s, n = 10$）

组　　别	PC-Ⅲ (μg/L)	HA (μg/L)	LN (μg/L)	Hyp (μg/g)
正常对照组	76.89 ± 15.36	219.88 ± 57.36	62.10 ± 16.39	120.93 ± 20.12
模型对照组	301.28 ± 42.87##	502.32 ± 103.47##	223.46 ± 31.68##	620.81 ± 133.32##
田基黄总黄酮 低剂量组	216.73 ± 42.04**	341.48 ± 78.42**	151.27 ± 42.18*	367.42 ± 103.88**
田基黄总黄酮 中剂量组	148.94 ± 29.68**	302.77 ± 43.28**	121.63 ± 24.63**	267.81 ± 53.02**
田基黄总黄酮 高剂量组	117.28 ± 30.89**	265.03 ± 38.71**	86.71 ± 17.84**	210.99 ± 42.17**

注：与正常对照组比较：##$P < 0.01$；与模型对照组比较：*$P < 0.05$，**$P < 0.01$。

3. 田基黄总黄酮对肝组织 SOD、GSH - Px、MDA 及血清中 TNF - α 的影响

由表 3 - 3 可见，与正常对照组比较，模型对照组大鼠肝组织 SOD、GSH - Px 活性显著降低（$P < 0.01$），而 MDA 含量明显提高（$P < 0.01$），提示肝纤维化模型大鼠肝脏的抗氧化水平显著降低，氧化损伤明显。此外，可通过多种机制参与肝纤维化过程调控的重要细胞因子 TNF - α 也显著升高（$P < 0.01$）。而田基黄总黄酮低、中、高剂量组大鼠肝组织 SOD、GSH - Px、MDA 及血清中 TNF - α 与模型对照组比较，差异均具有统计学意义（$P < 0.01$ 或 $P < 0.05$），说明田基黄总黄酮能提高 CCl_4 复合因素造成的肝纤维化模型大鼠肝脏的抗氧化能力，显著降低肝脏的氧化损伤，也能抑制 TNF - α 的分泌。

表 3 - 3 田基黄总黄酮对肝组织 SOD、GSH - Px、MDA 及血清中 TNF - α 的影响（$\bar{x} \pm s, n = 10$）

组 别	SOD (U/mg)	GSH - Px (U/mg)	MDA (nmol/mg)	TNF - α (pg/mL)
正常对照组	145.32 ± 24.56	1022.43 ± 168.39	1.33 ± 0.21	102.03 ± 24.18
模型对照组	28.90 ± 4.31##	349.05 ± 76.49##	3.65 ± 0.47##	386.24 ± 67.92##
田基黄总黄酮 低剂量组	53.41 ± 10.74*	503.78 ± 112.30**	2.43 ± 0.41*	238.91 ± 36.81**
田基黄总黄酮 中剂量组	81.33 ± 19.00**	838.88 ± 216.55**	1.76 ± 0.33**	160.66 ± 23.55**
田基黄总黄酮 高剂量组	112.43 ± 22.45**	904.52 ± 245.67**	1.61 ± 0.27**	132.22 ± 24.75**

注：与正常对照组比较：##$P < 0.01$；与模型对照组比较：*$P < 0.05$，**$P < 0.01$。

4. 田基黄总黄酮对肝组织 MMP - 1 和 TIMP - 1 蛋白表达的影响

由表 3 - 4 可见，与正常对照组比较，模型对照组大鼠肝组织 TIMP - 1 蛋白表达显著增加（$P < 0.01$），而肝组织 MMP - 1 无明显变化（$P > 0.05$），提示肝纤维化模型大鼠肝脏的 TIMP - 1 蛋白表达增加，肝脏中细胞外基质分解减少。而田基黄总黄酮低、中、高剂量组大鼠肝组织 TIMP - 1 蛋白表达与模型对照组比较，差异均具有统计学意义（$P < 0.01$ 或 $P < 0.05$），说明田基黄总黄酮能抑制 CCl_4 复合因素造成肝纤维化模型大鼠肝脏的 TIMP - 1 蛋白表达，显著促进肝脏中细胞外基质的分解。

表 3-4　田基黄总黄酮对肝组织 MMP-1 和 TIMP-1 蛋白表达的影响（$\bar{x} \pm s, n = 10$）

组　　别	MMP-1 （ng/g）	TIMP-1 （ng/g）
正常对照组	13.83 ± 2.19	156.78 ± 24.63
模型对照组	14.35 ± 1.73	619.05 ± 137.77[##]
田基黄总黄酮 低剂量组	12.79 ± 3.44	431.83 ± 91.28[*]
田基黄总黄酮 中剂量组	12.22 ± 1.87	351.03 ± 57.88[**]
田基黄总黄酮 高剂量组	15.68 ± 4.42	309.55 ± 63.22[**]

注：与正常对照组比较：[##]$P < 0.01$；与模型对照组比较：[*]$P < 0.05$，[**]$P < 0.01$。

5. 田基黄总黄酮对肝组织病理变化的影响

肝组织 HE 染色结果见图 3-1。结果表明：正常对照组肝小叶结构清晰，小叶内肝细胞基本正常，汇管区结构清晰，汇管区及汇管区周围未见小胆管及纤维组织增生；模型对照组见肝小叶结构模糊，小叶内肝细胞水肿，局灶肝细胞坏死，小胆管大量增生，以汇管区为中心呈放射状向肝实质内延伸，增生的胆管呈花环样，增生胆管周围伴纤维组织增生及炎细胞浸润；中剂量田基黄总黄酮组可见肝小叶结构较清晰，小胆管以汇管区为中心轻度增生，增生胆管周围伴轻度纤维组织增生。

6. 田基黄总黄酮对肝组织 α-SMA 蛋白表达的影响

肝组织 α-SMA 蛋白表达免疫组化染色结果见图 3-2。结果表明：大鼠肝组织 α-SMA 蛋白表达以细胞胞质为主，着色为棕黄色，主要分布于汇管区。正常对照组可见 α-SMA 在肝组织汇管区少量阳性表达；模型对照组可见 α-SMA 在肝组织内阳性表达的面积大大增加；中剂量田基黄总黄酮组 α-SMA 在肝组织内阳性表达的面积明显少于模型对照组，趋于正常。

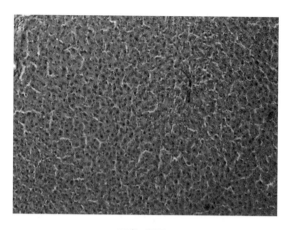

正常对照组

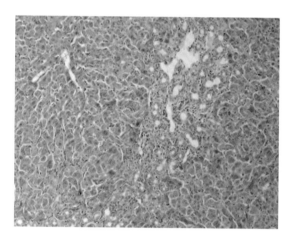

模型对照组

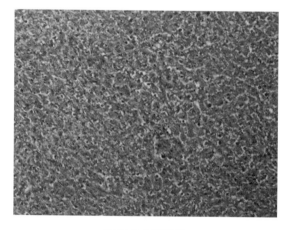

田基黄总黄酮组

图 3 –1 肝组织切片 HE 染色图（×200）

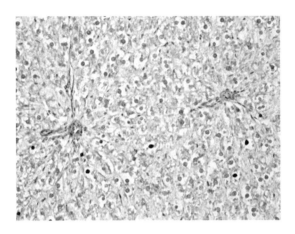

正常对照组

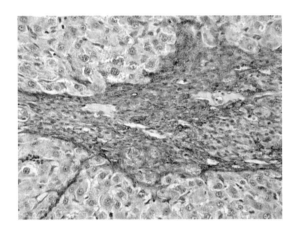

模型对照组

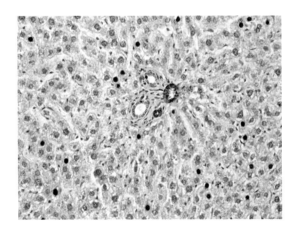

田基黄总黄酮组

图3-2 肝组织切片α-SMA蛋白表达免疫组化染色图（×400）

二、田基黄总黄酮对胆总管结扎所致大鼠肝纤维化的影响

【实验材料】

1. 药物及试剂

田基黄总黄酮（黄酮含量为63.5%）：系本研究团队从田基黄中提取分离得到；TBIL、DBIL、ALT、AST、SOD、MDA、GSH – Px、Hyp、GSH 检测试剂盒购自南京建成生物工程研究所；大鼠 TNF – α ELISA 试剂盒购自武汉博士德生物工程有限公司；HA、LN、PC – Ⅲ 放免试剂盒购自上海海军医学研究所生物技术中心；MMP – 1 ELISA 试剂盒购自上海凯博生化试剂有限公司；TIMP – 1 ELISA 试剂盒购自上海远慕生物科技有限公司。

2. 动物

SD 大鼠，SPF 级，180～220 g，雌雄各半，由广东省医学实验动物中心提供，动物合格证号：SCXK（粤）2008 – 0002。

【实验方法】

取 SD 大鼠随机分为 5 组，即正常对照组、模型对照组、田基黄总黄酮低剂量组（9 mg/kg）、田基黄总黄酮中剂量组（18 mg/kg）、田基黄总黄酮高剂量组（36 mg/kg），每组 10 只。参照文献方法[6]，造模各组大鼠，按 4 mL/kg 的剂量腹腔注射浓度为 10% 的水合氯醛溶液进行麻醉，暴露肝脏下胆管，结扎肝脏与胆管交界处和胆管与胰腺交界处，将两处中间的胆管剪除以造成完全胆管阻塞大鼠模型；正常对照组不做手术处理。从造模当天起，田基黄总黄酮低、中、高剂量组每天分别按 1 mL/100 g 体重的剂量灌胃给予田基黄总黄酮 1 次，连续 28 天。末次给药 1 h 后，各组大鼠用乙醚轻度麻醉，心脏采血，取血清采用试剂盒检测 TBIL、DBIL、ALT、AST、HA、LN、PC – Ⅲ、TNF – α 水平；然后打开腹腔迅速取出肝组织并在生理盐水下清洗，匀浆后采用试剂盒检测 SOD、MDA、GSH – Px、Hyp，采用 ELISA 法检测 MMP – 1 和 TIMP – 1 蛋白的表达；另切取大鼠肝脏，用中性 10% 福尔马林固定，其中左叶进行 HE 染色，以观察肝细胞结构和肝纤维化程度，右叶用于免疫组织化学法（SABC 法）检测肝组织 α – 肌动蛋白（α – SMA）的表达。

实验数据以"平均值 ± 标准差"（$\bar{x} + s$）表示，采用统计软件 SPSS 16.0 进行统计学分析处理，组间比较采用单因素方差分析（One – Way ANOVA）法，$P < 0.05$ 表示差异具有显著性。

【实验结果】

1. 田基黄总黄酮对血清中肝功能指标 TBIL、DBIL、ALT、AST 的影响

由表 3-5 可见，与正常对照组比较，模型对照组大鼠血清中 TBIL、DBIL、ALT 和 AST 水平均显著升高（$P < 0.01$），提示该模型大鼠的胆道梗阻明显，且肝细胞明显破坏。田基黄总黄酮低、中、高剂量组大鼠血清中 TBIL、DBIL、ALT 和 AST 的水平与模型对照组比较，差异均具有统计学意义（$P < 0.01$ 或 $P < 0.05$）。说明田基黄总黄酮能降低胆总管结扎所致肝纤维化大鼠的黄疸水平及肝损伤程度。

表 3-5　田基黄总黄酮对血清中肝功能指标 TBIL、DBIL、ALT、AST 的影响（$\bar{x} \pm s, n = 10$）

组　别	TBIL （μmol/L）	DBIL （μmol/L）	ALT （U/L）	AST （U/L）
正常对照组	6.23 ± 1.14	3.86 ± 1.12	46.87 ± 13.29	98.76 ± 31.54
模型对照组	30.42 ± 5.19##	20.35 ± 3.87##	379.91 ± 71.07##	568.93 ± 102.65##
田基黄总黄酮 低剂量组	22.54 ± 2.43*	13.21 ± 3.33*	210.35 ± 43.18*	324.11 ± 57.88**
田基黄总黄酮 中剂量组	15.27 ± 3.16**	9.44 ± 2.36**	189.03 ± 39.12**	289.74 ± 76.34**
田基黄总黄酮 高剂量组	12.39 ± 2.68**	5.68 ± 1.35**	123.78 ± 21.86**	196.34 ± 43.77**

注：与正常对照组比较：##$P < 0.01$；与模型对照组比较：*$P < 0.05$，**$P < 0.01$。

2. 田基黄总黄酮对肝纤维化指标 PC-Ⅲ、HA、LN、Hyp 的影响

由表 3-6 可见，与正常对照组比较，模型对照组大鼠血清中 PC-Ⅲ、HA、LN 含量和肝组织中 Hyp 含量均显著升高（$P < 0.01$），提示该模型大鼠具有明显的肝纤维化病理改变。田基黄总黄酮低、中、高剂量组大鼠血清中 PC-Ⅲ、HA、LN 含量和肝组织中 Hyp 含量与模型对照组比较，差异均具有统计学意义（$P < 0.01$ 或 $P < 0.05$），提示田基黄总黄酮对胆总管结扎所致大鼠肝纤维化具有抑制作用。

表 3-6　田基黄总黄酮对肝纤维化指标 PC-Ⅲ、HA、LN、Hyp 的影响（$\bar{x} \pm s, n = 10$）

组　别	PC-Ⅲ （μg/L）	HA （μg/L）	LN （μg/L）	Hyp （μg/g）
正常对照组	85.29 ± 17.82	187.37 ± 32.01	62.01 ± 14.56	165.28 ± 28.92
模型对照组	308.76 ± 42.18##	502.32 ± 154.99##	231.44 ± 32.90##	603.28 ± 134.57##

续上表

组　　别	PC – III （μg/L）	HA （μg/L）	LN （μg/L）	Hyp （μg/g）
田基黄总黄酮 低剂量组	181.34 ± 27.81 **	302.67 ± 76.83 **	132.67 ± 28.74 **	447.35 ± 109.22 *
田基黄总黄酮 中剂量组	168.83 ± 35.73 **	256.63 ± 39.08 **	103.32 ± 21.45 **	322.51 ± 62.18 **
田基黄总黄酮 高剂量组	125.39 ± 25.57 **	223.04 ± 52.33 **	87.74 ± 18.93 **	212.37 ± 41.76 **

注：与正常对照组比较：$^{\#\#}P < 0.01$；与模型对照组比较：$^{*}P < 0.05$，$^{**}P < 0.01$。

3. 田基黄总黄酮对肝组织 SOD、GSH – Px、MDA 及血清中 TNF – α 的影响

由表 3 – 7 可见，与正常对照组比较，模型对照组大鼠肝组织 SOD、GSH – Px 活性显著降低（$P < 0.01$），而 MDA 含量明显提高（$P < 0.01$），提示肝纤维化模型大鼠肝脏的抗氧化水平显著降低，氧化损伤明显。此外，可通过多种机制参与肝纤维化过程调控的重要细胞因子 TNF – α 也显著升高（$P < 0.01$）。而田基黄总黄酮低、中、高剂量组大鼠肝组织 SOD、GSH – Px、MDA 及血清中 TNF – α 与模型对照组比较，差异均具有统计学意义（$P < 0.01$ 或 $P < 0.05$）。说明田基黄总黄酮能提高肝纤维化模型大鼠肝脏的抗氧化能力，显著降低肝脏的氧化损伤，也能抑制 TNF – α 的分泌，从而抑制肝纤维化的发展。

表 3 –7　田基黄总黄酮对肝组织 SOD、GSH – Px、MDA 及血清中 TNF – α 的影响（$\bar{x} \pm s, n = 10$）

组　　别	SOD （U/mg）	GSH – Px （U/mg）	MDA （nmol/mg）	TNF – α （pg/mL）
正常对照组	147.92 ± 32.10	1009.87 ± 154.66	1.46 ± 0.21	98.04 ± 18.73
模型对照组	36.76 ± 10.28 ##	289.03 ± 43.11 ##	3.45 ± 0.53 ##	378.99 ± 65.28 ##
田基黄总黄酮 低剂量组	71.25 ± 12.38 **	530.91 ± 124.32 **	2.56 ± 0.23 **	236.65 ± 64.77 **
田基黄总黄酮 中剂量组	89.81 ± 27.32 **	804.40 ± 190.24 **	2.11 ± 0.47 **	206.63 ± 43.28 **
田基黄总黄酮 高剂量组	122.01 ± 17.63 **	932.84 ± 243.17 **	1.75 ± 0.24 **	187.62 ± 31.74 **

注：与正常对照组比较：$^{\#\#}P < 0.01$；与模型对照组比较：$^{*}P < 0.05$，$^{**}P < 0.01$。

4. 田基黄总黄酮对肝组织 MMP－1 和 TIMP－1 蛋白表达的影响

由表 3－8 可见，与正常对照组比较，模型对照组大鼠肝组织 TIMP－1 蛋白表达显著增加（$P < 0.01$），而肝组织 MMP－1 无明显变化（$P > 0.05$），提示肝纤维化模型大鼠肝脏的 TIMP－1 蛋白表达增加，肝脏中细胞外基质分解减少。而田基黄总黄酮低、中、高剂量组大鼠肝组织 TIMP－1 蛋白表达与模型对照组比较，差异均具有统计学意义（$P < 0.01$ 或 $P < 0.05$）。说明田基黄总黄酮能抑制肝纤维化模型大鼠肝脏的 TIMP－1 蛋白表达，显著促进肝脏中细胞外基质的分解。

表 3－8　田基黄总黄酮对肝组织 MMP－1 和 TIMP－1 蛋白表达的影响（$\bar{x} \pm s, n = 10$）

组　　别	MMP－1 （ng/g 湿重）	TIMP－1 （ng/g 湿重）
正常对照组	19.02 ± 4.32	210.03 ± 31.56
模型对照组	20.99 ± 3.78	$699.64 \pm 121.98^{\#\#}$
田基黄总黄酮低剂量组	20.00 ± 3.21	$420.98 \pm 76.89^{**}$
田基黄总黄酮中剂量组	17.98 ± 4.65	$356.98 \pm 52.10^{**}$
田基黄总黄酮高剂量组	20.67 ± 2.09	$319.77 \pm 51.28^{**}$

注：与正常对照组比较：$^{\#\#}P < 0.01$；与模型对照组比较：$^{*}P < 0.05$，$^{**}P < 0.01$。

5. 田基黄总黄酮对肝组织病理变化的影响

肝组织 HE 染色结果见图 3－3。结果表明：正常对照组肝小叶结构清晰，小叶内肝细胞基本正常，汇管区结构清晰，汇管区及汇管区周围未见小胆管及纤维组织增生；模型对照组见肝小叶结构模糊，小叶内肝细胞水肿，局灶肝细胞坏死，小胆管大量增生，以汇管区为中心呈放射状向肝实质内延伸，增生的胆管呈花环样，增生胆管周围伴纤维组织增生及炎细胞浸润；中剂量田基黄总黄酮组可见肝小叶结构较清晰，小胆管以汇管区为中心轻度增生，增生胆管周围伴轻度纤维组织增生。

6. 田基黄总黄酮对肝组织 α－SMA 蛋白表达的影响

肝组织 α－SMA 蛋白表达免疫组化染色结果见图 3－4。结果表明：大鼠肝组织 α－SMA 蛋白表达以细胞胞质为主，着色为棕黄色，主要分布于汇管区。正常对照组可见 α－SMA 在肝组织汇管区少量阳性表达；模型对照组可见 α－SMA 在肝组织内阳性表达的面积大大增加；中剂量田基黄总黄酮组 α－SMA 在肝组织内阳性表达的面积明显少于模型对照组，趋于正常。

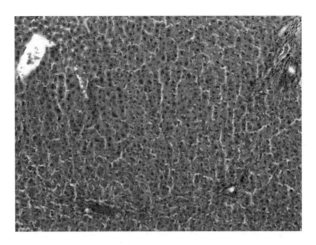

正常对照组

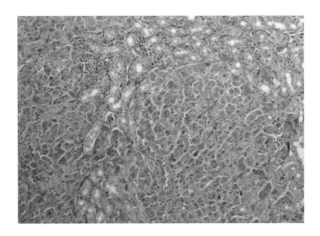

模型对照组

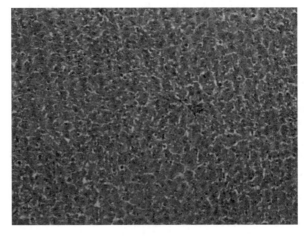

田基黄总黄酮组

图 3-3 肝组织切片 HE 染色图（×200）

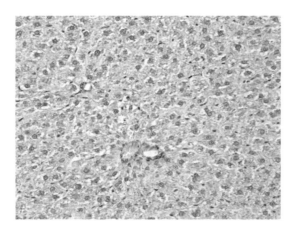

正常对照组

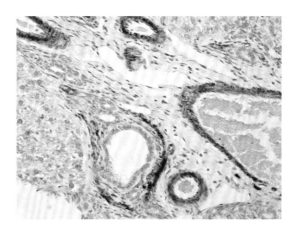

模型对照组

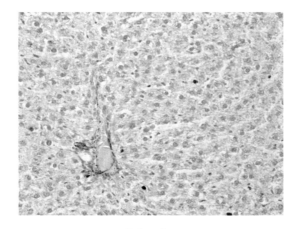

田基黄总黄酮组

图 3 - 4 肝组织切片 α - SMA 蛋白表达免疫组化染色图 （×400）

三、田基黄总黄酮对猪血清致大鼠免疫性肝纤维化的作用

【实验材料】

1. 药物及试剂

田基黄总黄酮（黄酮含量为 63.5%）：系本研究团队从田基黄中提取分离得到；ALB、GLB、ALT、AST、Hyp 检测试剂盒购自南京建成生物工程研究所；HA、LN、PC-Ⅲ放免试剂盒购自上海海军医学研究所生物技术中心；MMP-1 ELISA 试剂盒购自上海凯博生化试剂有限公司；TIMP-1 ELISA 试剂盒购自上海远慕生物科技有限公司。

2. 动物

SD 大鼠，SPF 级，180～220 g，雌雄各半，由广东省医学实验动物中心提供，动物合格证号：SCXK（粤）2008-0002。

【实验方法】

取 SD 大鼠随机分为 5 组，即正常对照组、模型对照组、田基黄总黄酮低剂量组（9 mg/kg）、田基黄总黄酮中剂量组（18 mg/kg）、田基黄总黄酮高剂量组（36 mg/kg）。除正常对照组外其余各组大鼠腹腔注射猪血清，每只注射 0.5 mL，每周 2 次，时间为周二、周六上午 8 点，造模时间为 12 周。正常对照组按同样方式注射生理盐水。从造模当天起，田基黄总黄酮低、中、高剂量组每天分别按选定剂量灌胃给予田基黄总黄酮 1 次，连续 12 周；正常对照组和模型对照组灌服等体积蒸馏水。末次给药 1 h 后，各组大鼠用乙醚轻度麻醉，于腹主动脉采血，采用试剂盒检测所采血清的 ALT、AST、ALB、TP、HA、LN、PC-Ⅲ 水平；然后打开腹腔迅速取出肝组织，在生理盐水中清洗，匀浆后采用试剂盒检测 Hyp，采用 ELISA 法检测 MMP-1 和 TIMP-1 蛋白的表达；另切取大鼠肝脏，用中性 10% 福尔马林固定，其中左叶进行 HE 染色，以观察肝细胞结构和肝纤维化程度，右叶用免疫组织化学法（SABC 法）检测肝组织 α-肌动蛋白（α-SMA）的表达。

实验数据以"平均值±标准差"（$\bar{x}+s$）表示，采用统计软件 SPSS 16.0 进行统计学分析处理，组间比较采用单因素方差分析（One-Way ANOVA）法，$P < 0.05$ 表示差异具有显著性。

【实验结果】

1. 田基黄总黄酮对血清中肝功能指标 ALT、AST、ALB/GLB 的影响

由表 3-9 可见，与正常对照组比较，模型对照组大鼠血清中 ALT、AST 水平

显著升高（$P < 0.01$），而 ALB/GLB 值显著降低（$P < 0.01$），提示该模型大鼠的肝细胞明显损伤，肝功能显著改变。田基黄总黄酮低、中、高剂量组大鼠血清中 ALT、AST 的水平和 ALB/GLB 值与模型对照组比较，差异均具有统计学意义（$P < 0.01$ 或 $P < 0.05$），且呈量效关系。说明田基黄总黄酮能降低腹腔注射猪血清所致肝纤维化大鼠的肝损伤程度。

表3-9 田基黄总黄酮对血清中肝功能指标 ALT、AST、ALB/GLB 的影响（$\bar{x} \pm s, n = 10$）

组 别	ALT (U/L)	AST (U/L)	ALB/GLB
正常对照组	52. 32 ± 12. 21	106. 25 ± 41. 09	0. 89 ± 0. 18
模型对照组	389. 58 ± 67. 43##	695. 92 ± 112. 44##	0. 23 ± 0. 12
田基黄总黄酮低剂量组	242. 87 ± 56. 79*	336. 47 ± 103. 32**	0. 43 ± 0. 26*
田基黄总黄酮中剂量组	177. 41 ± 40. 12**	304. 57 ± 121. 48**	0. 69 ± 0. 18**
田基黄总黄酮高剂量组	115. 43 ± 35. 49**	247. 38 ± 78. 96**	0. 72 ± 0. 21**

注：与正常对照组比较：##$P < 0.01$；与模型对照组比较：*$P < 0.05$，**$P < 0.01$。

2. 田基黄总黄酮对肝纤维化指标 PC - Ⅲ、HA、LN、Hyp 的影响

由表3-10可见，与正常对照组比较，模型对照组大鼠血清中 PC - Ⅲ、HA、LN 含量和肝组织中 Hyp 含量均显著升高（$P < 0.01$），提示该模型大鼠具有明显的肝纤维化病理改变。田基黄总黄酮低、中、高剂量组大鼠血清中 PC - Ⅲ、HA、LN 含量和肝组织中 Hyp 含量与模型对照组比较，差异均具有统计学意义（$P < 0.01$ 或 $P < 0.05$），且呈量效关系，提示田基黄总黄酮对腹腔注射猪血清所致的大鼠免疫性肝纤维化具有抑制作用。

表3-10 田基黄总黄酮对肝纤维化指标 PC - Ⅲ、HA、LN、Hyp 的影响（$\bar{x} \pm s, n = 10$）

组 别	PC - Ⅲ (μg/L)	HA (μg/L)	LN (μg/L)	Hyp (μg/g)
正常对照组	112. 98 ± 21. 53	201. 87 ± 31. 08	61. 90 ± 13. 48	126. 73 ± 21. 30
模型对照组	314. 76 ± 42. 88##	509. 34 ± 112. 86##	246. 74 ± 39. 01##	609. 82 ± 136. 88##
田基黄总黄酮低剂量组	212. 43 ± 32. 17**	354. 75 ± 139. 36*	114. 75 ± 23. 19*	362. 57 ± 75. 44*
田基黄总黄酮中剂量组	168. 48 ± 32. 45**	289. 87 ± 50. 29**	95. 89 ± 24. 58**	275. 49 ± 64. 21**

续上表

组　别	PC – Ⅲ （μg/L）	HA （μg/L）	LN （μg/L）	Hyp （μg/g）
田基黄总黄酮 高剂量组	142.07 ± 17.93**	234.64 ± 32.78**	87.93 ± 17.63**	209.81 ± 47.66**

　　注：与正常对照组比较：##$P<0.01$；与模型对照组比较：*$P<0.05$，**$P<0.01$。

3. 田基黄总黄酮对肝组织 MMP – 1 和 TIMP – 1 蛋白的影响

　　由表 3 – 11 可见，与正常对照组比较，模型对照组大鼠肝组织 TIMP – 1 蛋白表达显著增加（$P<0.01$），而肝组织 MMP – 1 无明显变化（$P>0.05$），提示肝纤维化模型大鼠肝脏的 TIMP – 1 蛋白表达增加，肝脏中细胞外基质分解减少。而田基黄总黄酮低、中、高剂量组大鼠肝组织 TIMP – 1 蛋白表达与模型对照组比较，差异均具有统计学意义（$P<0.01$ 或 $P<0.05$），且呈量效关系，说明田基黄总黄酮能抑制腹腔注射猪血清所致免疫性肝纤维化模型大鼠肝脏的 TIMP – 1 蛋白表达，显著促进肝脏中细胞外基质的分解。

表 3 – 11　田基黄总黄酮对肝组织 MMP – 1 和 TIMP – 1 蛋白表达的影响（$\bar{x} \pm s, n = ?$）

组　别	MMP – 1 （ng/g 湿重）	TIMP – 1 （ng/g 湿重）
正常对照组	16.87 ± 3.65	179.83 ± 32.87
模型对照组	19.61 ± 2.76	519.02 ± 79.87##
田基黄总黄酮低剂量组	17.63 ± 2.35	310.86 ± 67.43**
田基黄总黄酮中剂量组	18.86 ± 3.77	276.93 ± 34.65**
田基黄总黄酮高剂量组	19.79 ± 4.71	245.55 ± 27.93**

　　注：与正常对照组比较：##$P<0.01$；与模型对照组比较：*$P<0.05$，**$P<0.01$。

4. 田基黄总黄酮对肝组织病理变化的影响

　　肝组织 HE 染色结果见图 3 – 5。结果表明：正常对照组肝小叶结构清晰，小叶内肝细胞正常，汇管区结构清晰，汇管区及汇管区周围未见小胆管及纤维组织增生；模型对照组见肝小叶结构模糊，小叶内肝细胞水肿，局灶肝细胞坏死，小胆管大量增生，以汇管区为中心呈放射状向肝实质内延伸，增生的胆管呈花环样，增生胆管周围伴纤维组织增生及炎细胞浸润；中剂量田基黄总黄酮组可见肝小叶结构较清晰，小胆管以汇管区为中心轻度增生，增生胆管周围伴轻度纤维组织增生。

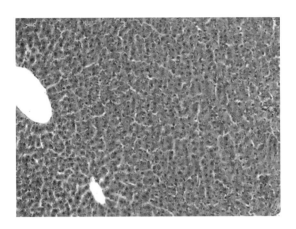

正常对照组

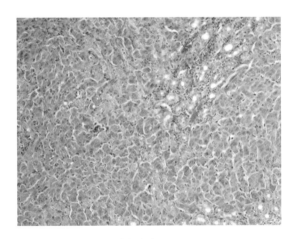

模型对照组

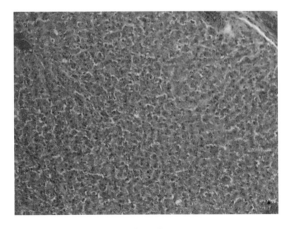

田基黄总黄酮组

图 3 −5　肝组织切片 HE 染色图 （×200）

5. 田基黄总黄酮对肝组织 α-SMA 蛋白表达的影响

肝组织 α-SMA 蛋白表达免疫组化染色结果见图3-6。结果表明：大鼠肝组织 α-SMA 蛋白表达以细胞胞质为主，着色为棕黄色，主要分布于汇管区。正常对照组可见 α-SMA 在肝组织汇管区少量阳性表达；模型对照组可见 α-SMA 在肝组织内阳性表达的面积大大增加；中剂量田基黄总黄酮组 α-SMA 在肝组织内阳性表达的面积明显少于模型对照组，趋于正常。

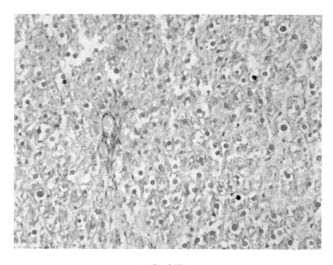

正常对照组

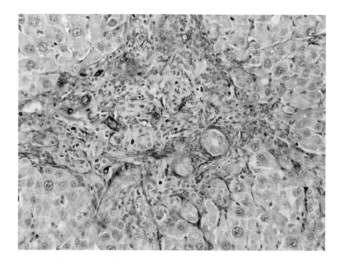

模型对照组

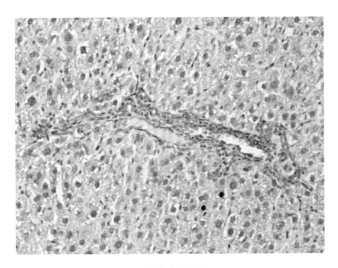

田基黄总黄酮组

图 3 – 6　肝组织切片 α – SMA 蛋白表达免疫组化染色图（×400）

第三节　抗急性肝损伤作用研究

一、田基黄总黄酮对 CCl_4 致小鼠急性肝损伤的影响

【实验材料】

1. 药物与试剂

AST 检测试剂盒：上海荣盛生物技术有限公司生产，批号：20060627。ALT 检测试剂盒：上海荣盛生物技术有限公司生产，批号：20060627。CCl_4：天津市富宇精细化工有限公司生产，分析纯，批号：051121。植物油溶液：金龙鱼食用油，南海油脂工业有限公司生产，生产日期为 2006 年 5 月 20 日。联苯双酯滴丸：北京协和制药厂生产，批号：05090103。田基黄总黄酮提取物：系本研究团队从田基黄中提取分离得到，总黄酮含量为 63.5%。

2. 仪器

恒温水浴箱：广州市深华生物技术有限公司制造，型号：HH－W420。紫外可见分光光度计：北京普析通用仪器有限责任公司制造，型号：TU－1901。低速离心机：上海安亭科学仪器厂制造，型号：TGL－16G。

3. 实验动物

昆明种小鼠，雌雄各半，体重 20～25 g，SPF 级，由广东省医学实验动物中心提供，实验动物合格证号：粤监证字 2006A018。

【实验方法】

取昆明种小鼠 96 只，随机分为正常对照组、模型对照组、阳性对照药物联苯双酯组（100 mg/kg）、田基黄总黄酮低剂量组（13 mg/kg）、田基黄总黄酮中剂量组（26 mg/kg）、田基黄总黄酮高剂量组（52 mg/kg）6 组，每组 16 只。田基黄总黄酮高、中、低剂量组和阳性对照药物组小鼠按 0.1 mL/10 g 体重灌胃给药，1 次/天，共 7 天；正常对照组和模型对照组给等体积蒸馏水。末次给药后 1 h，除正常对照组外，其余各组小鼠腹腔注射 10 mL/kg 0.3% CCl_4 植物油溶液造模，造模后禁食不禁水。24 h 后各组小鼠摘眼球取血 0.5～1 mL，3000 r/min 离心 10 min 分离血清，按照试剂盒操作方法测定其天门冬氨酸氨其转移酶（AST）和谷丙酸－丙酮酸转氨酶（ALT）活性。颈椎脱臼处死小鼠，立即取新鲜肝脏右小叶，置于 10% 甲醛固定液中，进行病理组织学检查。

【实验结果】

1. 田基黄总黄酮对 CCl_4 所致急性肝损伤 ALT、AST 活性的影响

由表 3－12 可见：（1）田基黄总黄酮低、中、高剂量组小鼠血清中 ALT、AST 活性与模型对照组比较，差异具有统计学意义（$P < 0.05$ 或 $P < 0.01$），提示田基黄总黄酮能够抑制 CCl_4 引起的小鼠血清 ALT、AST 活性升高。

（2）阳性对照药物联苯双酯组小鼠血清 ALT、AST 活性与模型对照组比较，差异具有统计学意义（$P < 0.05$），联苯双酯能抑制 CCl_4 引起的小鼠血清 ALT、AST 活性升高。

表 3 – 12　田基黄总黄酮对 CCl_4 所致小鼠急性肝损伤 ALT、AST 活性的影响（$\bar{x} \pm s, n = 16$）

组　　别	ALT 活性（U/L）	AST 活性（U/L）
正常对照组	65.58 ± 28.28	100.25 ± 37.63
模型对照组	1782.56 ± 693.94##	919.92 ± 286.31##
阳性对照药物联苯双酯组	1358.02 ± 466.08*	698.80 ± 296.94*
田基黄总黄酮低剂量组	1373.31 ± 397.65*	477.49 ± 200.71**
田基黄总黄酮中剂量组	1177.57 ± 279.76**	400.91 ± 166.06**
田基黄总黄酮高剂量组	1183.68 ± 477.00**	428.08 ± 234.33**

注：与正常对照组比较：##$P < 0.01$；与模型对照组比较：*$P < 0.05$，**$P < 0.01$。

2. 对急性肝损伤小鼠肝组织病理组织学变化的影响

病理组织学检查结果，由图 3 – 7 可见：正常对照组小鼠肝脏颜色红润，有光泽且富于弹性，光学显微镜下（后文简称光镜）可见肝小叶结构完整，肝细胞胞质丰富，核大而圆，核仁清晰，中央静脉及门管区正常，肝索呈放射状排列。模型对照组的肝脏发生明显病理改变，主要表现为灰黄色点状坏死灶，表面无光泽，质地稍脆，光镜下，肝小叶中央静脉周围坏死，坏死细胞轮廓不清，肝细胞出现中至重度病变，胞浆疏松、淡染，细胞核多皱缩，且肝细胞多见点状坏死灶及门管区见炎细胞浸润，说明 CCl_4 致小鼠急性肝损伤造模成功。阳性对照药物联苯双酯组的肝小叶结构尚好，小叶内见点状坏死，坏死处炎细胞浸润，病理肝损伤程度减轻。高剂量、中剂量田基黄总黄酮组的肝小叶结构完整，肝索呈放射状排列，部分肝细胞仅见轻度的病理改变，肝细胞轻度水肿，胞浆疏松、淡染，肝脏组织结构与模型组比较，病理损伤程度明显减轻。在低剂量田基黄总黄酮组，仍见部分肝细胞坏死，门管区大量炎细胞浸润，与模型组相比，病理损伤程度有一定减轻。

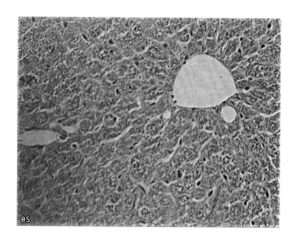

正常对照组

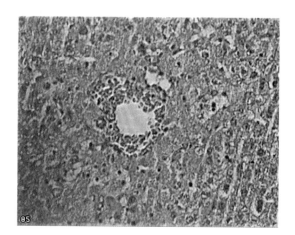

模型对照组

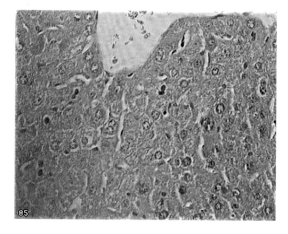

联苯双酯组

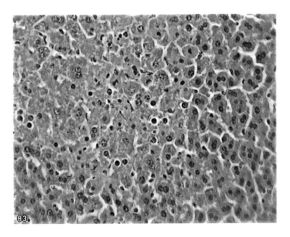

田基黄总黄酮低剂量组

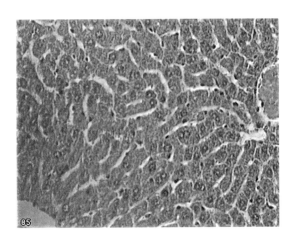

田基黄总黄酮中剂量组

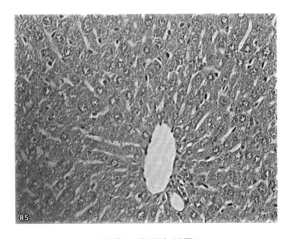

田基黄总黄酮高剂量组

图 3-7 对 CCl_4 所致急性肝损伤小鼠肝组织病理组织学变化的影响

二、田基黄总黄酮对 D – GalN 所致的大鼠急性肝损伤的影响

【实验材料】

1. 药物与试剂

田基黄总黄酮提取物：系本研究团队从田基黄中提取分离得到，总黄酮含量为 63.5%。甘利欣胶囊：江苏正大天晴药业股份有限公司，批号：050923。联苯双酯滴丸：北京协和制药厂生产，批号：05090103。AST 检测试剂盒：上海荣盛生物技术有限公司生产，批号：20060827。ALT 检测试剂盒：上海荣盛生物技术有限公司生产，批号：20060920。MDA 检测试剂盒：南京建成生物工程研究中心生产，批号：20061008。GSH – Px 检测试剂盒：南京建成生物工程研究中心生产，批号：20061008。总蛋白检测试剂盒：南京建成生物工程研究中心生产，批号：20061008。蛋白标准品：南京建成生物工程研究中心生产，批号：20061008。D – 半乳糖胺：Fisher 公司生产，分析纯，纯度 >98%。批号：JY150BD。

2. 仪器

恒温水浴箱：广州市深华生物技术有限公司制造，型号：HH – W420。紫外可见分光光度计：北京普析通用仪器有限责任公司制造，型号：TU – 190。低速离心机：上海安亭科学仪器厂制造，型号：TGL – 16G。

3. 动物

SD 大鼠 70 只，雌雄各半，体重 180～220 g，SPF 级，由南方医科大学实验动物中心提供，实验动物合格证号：粤监证字 2006A063。

【实验方法】

取 SD 大鼠 70 只，随机分为正常对照组、模型对照组、阳性对照药物甘利欣组（42 mg/kg）、阳性对照药物联苯双酯组（70 mg/kg）、田基黄总黄酮低剂量组（9 mg/kg）、田基黄总黄酮中剂量组（18 mg/kg）、田基黄总黄酮高剂量组（36 mg/kg）7 组，每组 10 只。田基黄总黄酮高、中、低剂量组和阳性对照药物组大鼠按 1 mL/100 g体重灌胃给药，1 次/天，共 7 天，正常对照组、模型对照组给等体积蒸馏水。末次给药后 1 h，除正常对照组外，其余各组大鼠按剂量 500 mg/kg 腹腔注射 D – GalN 水溶液造模，造模后禁食不禁水。24 h 后各组大鼠眼眶取血约 1 mL，3000 r/min 离心 10 min 分离血清，按照试剂盒操作方法测定其 AST 和 ALT 活性。立即颈椎脱臼处死大鼠，取新鲜肝脏右小叶，置于 10% 甲醛固定液中，进行病理组

织学检查；另取新鲜肝脏 0.5 g 加入预冷的生理盐水溶液制成 10% 肝组织匀浆，3000 r/min 离心 10 min，取上清测定谷胱甘肽过氧化物酶（GSH - Px）活性和丙二醛（MDA）含量。

【实验结果】

1. 田基黄总黄酮对 D - GalN 致大鼠急性肝损伤血清 ALT、AST 活性的影响

由表 3 - 13 可见：（1）田基黄总黄酮低、中、高剂量组的血清中 ALT、AST 活性与模型对照组比较，差异具有统计学意义（$P < 0.05$ 或 $P < 0.01$），提示田基黄总黄酮能够抑制 D - GalN 引起的大鼠血清 ALT、AST 活性升高。

（2）阳性对照药物甘利欣和阳性对照药物联苯双酯组大鼠血清 ALT、AST 活性与模型对照组比较，差异具有统计学意义（$P < 0.05$ 或 $P < 0.01$），联苯双酯和甘利欣能抑制 D - GalN 引起的大鼠血清 ALT、AST 活性升高。

2. 田基黄总黄酮对 D - GalN 致急性肝损伤大鼠肝组织 GSH - Px 活性和 MDA 含量的影响

由表 3 - 14 可见：（1）田基黄总黄酮低、中、高剂量组的肝组织 GSH - Px 活性和 MDA 含量与模型对照组比较，差异具有统计学意义（$P < 0.05$ 或 $P < 0.01$），提示田基黄总黄酮能够提高肝组织抗过氧化损伤、清除氧自由基的能力，从而保护肝细胞质膜，降低细胞坏死程度。

（2）阳性对照药物甘利欣组的肝组织 GSH - Px 活性和阳性对照药物联苯双酯组的肝组织 GSH - Px 活性及 MDA 含量与模型对照组比较，差异具有统计学意义（$P < 0.05$ 或 $P < 0.01$）。甘利欣和联苯双酯能提高肝组织抗过氧化损伤、清除氧自由基的能力，从而保护肝细胞质膜，降低细胞坏死程度。

表 3 - 13　对 D - GalN 致急性肝损伤大鼠血清 ALT、AST 活性的影响（$\bar{x} \pm s, n = 10$）

组　　别	ALT 活性（U/L）	AST 活性（U/L）
正常对照组	60.20 ± 28.60	105.14 ± 32.39
模型对照组	1983.39 ± 553.37[##]	2294.42 ± 765.92[##]
阳性对照药物甘利欣组	1143.67 ± 622.45[**]	1040.99 ± 603.65[**]
阳性对照药物联苯双酯组	907.62 ± 440.94[**]	1081.71 ± 643.34[**]
田基黄总黄酮低剂量组	1216.14 ± 614.91[**]	1253.42 ± 364.77[**]
田基黄总黄酮中剂量组	939.58 ± 333.77[**]	894.14 ± 455.40[**]
田基黄总黄酮高剂量组	823.58 ± 325.57[**]	976.97 ± 472.45[**]

注：与正常对照组比较：[##]$P < 0.01$；与模型对照组比较：[*]$P < 0.05$，[**]$P < 0.01$。

表 3 – 14　对 D – GalN 所致急性肝损伤大鼠肝组织 GSH – Px 活性和 MDA 含量的影响（$\bar{x} \pm s, n = 10$）

组　　别	GSH – Px 活性 （U/mg prot）	MDA 含量 （nmol/mg prot）
正常对照组	816. 482 ± 177. 781	1. 508 ± 0. 279
模型对照组	312. 736 ± 156. 891##	2. 957 ± 1. 170##
阳性对照药物甘利欣组	674. 93 ± 366. 14**	1. 627 ± 0. 500**
阳性对照药物联苯双酯组	738. 173 ± 188. 740**	2. 849 ± 1. 636
田基黄总黄酮低剂量组	594. 101 ± 124. 363**	2. 218 ± 0. 791*
田基黄总黄酮中剂量组	737. 861 ± 123. 877**	1. 889 ± 0. 850**
田基黄总黄酮高剂量组	764. 261 ± 166. 158**	1. 868 ± 0. 470*

注：与正常对照组比较：##$P < 0.01$；与模型对照组比较：*$P < 0.05$，**$P < 0.01$。

3. 病理组织学检查结果

由图 3 – 8 可见：正常对照组小鼠肝脏颜色红润，有光泽且富于弹性，肝细胞胞质丰富，核大而圆，核仁清晰，中央静脉及门管区正常，肝索呈放射状排列。模型对照组的肝脏发生明显病理改变，肝小叶中央静脉周围坏死，坏死细胞轮廓不清，肝细胞出现中至重度病变，胞浆疏松、淡染，细胞核多皱缩，且肝细胞多见点状坏死灶及门管区炎细胞浸润，说明 D – GalN 致小鼠急性肝损伤造模成功。阳性对照药物甘利欣和阳性对照药物联苯双酯组的肝小叶结构尚好，小叶内见点状坏死，坏死处炎细胞浸润，病理肝损伤程度减轻。高剂量、中剂量田基黄总黄酮组的肝小叶结构完整，肝索呈放射状排列，部分肝细胞仅见轻度的病理改变，肝细胞轻度水肿，胞浆疏松、淡染，肝脏组织结构与模型组比较，病理损伤程度明显减轻；在低剂量田基黄总黄酮组，仍见部分肝细胞坏死，有大量炎细胞浸润，与模型组相比，病理损伤程度有一定减轻。

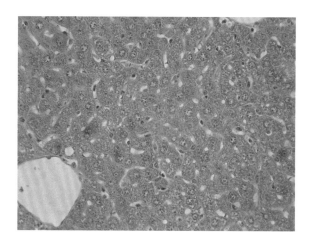

正常对照组

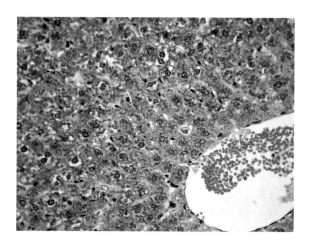

模型对照组

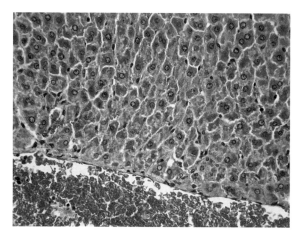

甘利欣组

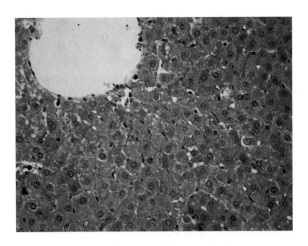

联苯双酯组

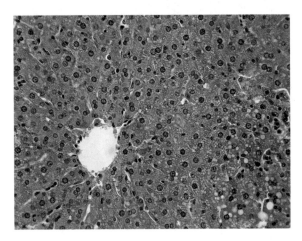

田基黄总黄酮低剂量组

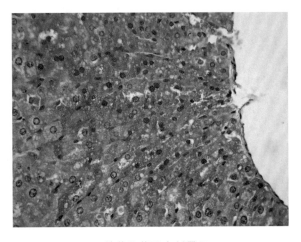

田基黄总黄酮中剂量组

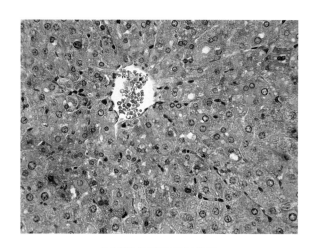

田基黄总黄酮高剂量组

图 3 - 8　对 D - GalN 所致急性肝损伤大鼠肝组织病理组织学变化的影响

三、田基黄总黄酮对酒精致小鼠急性肝损伤的影响

【实验材料】

1. 药物与试剂

田基黄总黄酮提取物：系本研究团队从田基黄中提取分离得到，总黄酮含量为 63.5%。联苯双酯滴丸：北京协和制药厂生产，批号：05090103。当飞利肝宁胶囊：四川美大康药业生产，批号：060601。食用乙醇：广州东征化玻有限公司提供，酒精度为 95%，使用前加蒸馏水稀释成酒精度为 38% 的乙醇溶液。ASTS 检测试剂盒：上海荣盛生物技术有限公司生产，批号：20060827。ALT 检测试剂盒：上海荣盛生物技术有限公司生产，批号：20060920。MDA 检测试剂盒：南京建成生物工程研究中心生产，批号：20061008。GSTs 检测试剂盒：南京建成生物工程研究中心生产，批号：20061026。ADH 测定试剂盒：南京建成生物工程研究中心生产，批号：20061008。总蛋白检测试剂盒：南京建成生物工程研究中心生产，批号：20061008。蛋白标准品：南京建成生物工程研究中心生产，批号：20061008。

2. 仪器

恒温水浴箱：广州市深华生物技术有限公司制造，型号：HH - W420。紫外可见分光光度计：北京普析通用仪器有限责任公司制造，型号：TU - 1901。低速离心机：上海安亭科学仪器厂制造，型号：TGL - 16G。

3. 动物

昆明种小鼠 102 只，雌雄各半，体重 20～25 g，SPF 级标准，由中山大学实验动物中心提供，实验动物合格证号：粤监证字 2004A061 号。

【实验方法】

取昆明种小鼠 70 只，随机分为正常对照组、模型对照组、阳性对照药物联苯双酯组（100 mg/kg）、阳性对照药物当飞利肝宁组（50 mg/kg）、田基黄总黄酮低剂量组（13 mg/kg）、田基黄总黄酮中剂量组（26 mg/kg）、田基黄总黄酮高剂量组（52 mg/kg）7 组，每组 10 只。田基黄总黄酮高、中、低剂量组和阳性对照药物组小鼠按 0.1 mL/10 g 体重灌胃给药，空白对照组、模型对照组给等体积蒸馏水，1 次/天，共 10 天。每次给药后 1 h，除空白对照组外的其余各组小鼠按 0.1 mL/10 g 灌胃给予 38% 乙醇溶液造模，最后一天造模后 1 h，各组摘眼球取血 0.5～1 mL，3000 r/min 离心 10 min 分离血清，按照试剂盒操作方法测定所采血清的 AST 和 ALT 活性。随后立即颈椎脱臼处死小鼠，取新鲜肝脏右小叶置于 10% 甲醛固定液中，进行病理组织学检查；另取新鲜肝脏 0.5 g 加入预冷的生理盐水溶液制成 10% 肝组织匀浆，3000 r/min 离心 10 min，取上清测定其乙醇脱氢酶（ADH）、谷胱甘肽硫转移酶（GSTs）、MDA 值。

【实验结果】

1. 田基黄总黄酮对酒精所致急性肝损伤小鼠血清 ALT、AST 活性的影响

由表 3-15 可见：（1）田基黄总黄酮低、中、高剂量组的血清 ALT、AST 活性与模型对照组比较，差异具有统计学意义（$P < 0.05$ 或 $P < 0.01$），提示田基黄总黄酮能抑制酒精引起的小鼠血清 ALT、AST 活性。

（2）阳性对照药物联苯双酯和阳性对照药物当飞利肝宁组的血清 ALT、AST 活性与模型对照组比较，在统计学上具有非常显著性差异（$P < 0.01$），联苯双酯和当飞利肝宁组能抑制酒精引起的小鼠血清 ALT、AST 活性。

表 3-15　对酒精所致急性肝损伤小鼠血清 ALT、AST 活性的影响（$\bar{x} \pm s, n = 10$）

组　别	动物数（只）	ALT 活性（U/L）	AST 活性（U/L）
正常对照组	10	83.46 ± 38.05	112.80 ± 41.27
模型对照组	10	638.09 ± 98.33##	884.13 ± 367.85##
阳性对照药物联苯双酯组	10	249.60 ± 102.22**	348.04 ± 251.89**
阳性对照药物当飞利肝宁组	10	423.70 ± 125.65**	335.61 ± 162.25**

续上表

组　　别	动物数（只）	ALT 活性（U/L）	AST 活性（U/L）
田基黄总黄酮低剂量组	9	499.97 ± 169.82 *	383.42 ± 187.24 * *
田基黄总黄酮中剂量组	10	242.78 ± 143.02 * *	223.76 ± 104.66 * *
田基黄总黄酮高剂量组	10	272.69 ± 142.72 * *	219.83 ± 99.05 * *

注：与正常对照组比较：## $P < 0.01$；与模型对照组比较：* $P < 0.05$，* * $P < 0.01$。

2. 田基黄总黄酮对酒精所致急性肝损伤小鼠肝组织 GSTs、ADH 活性和 MDA 含量的影响

由表 3 - 16 可见：（1）田基黄总黄酮低、中、高剂量组的肝组织 GSTs、ADH 活性和 MDA 含量与模型对照组比较，在统计学上具有非常显著性差异（$P < 0.01$），说明田基黄总黄酮能够抑制酒精所致急性肝损伤小鼠的肝组织 GSTs、ADH 活性升高和 MDA 含量增加，提示田基黄总黄酮能够提高肝组织抗过氧化、清除氧自由基的能力，同时也能提高肝组织代谢酒精的能力。

（2）阳性对照药物联苯双酯组和阳性对照药物当飞利肝宁组的肝组织 GSTs、ADH 活性和 MDA 含量与模型对照组比较，在统计学上具有非常显著性差异（$P < 0.01$）。

表 3 - 16　对酒精所致急性肝损伤小鼠肝组织 GSTs、ADH 活性和 MDA 含量的影响（$\bar{x} \pm s, n = 10$）

组　　别	动物数（只）	MDA 含量（nmol/mg prot）	GST 活性（U/mg prot）	ADH 活性（U/mg prot）
正常对照组	10	0.570 ± 0.156	111.39 ± 27.62	9.18 ± 4.02
模型对照组	10	2.293 ± 0.384##	335.10 ± 68.53##	121.32 ± 23.84##
阳性对照药物联苯双酯组	10	1.313 ± 0.548 * *	136.76 ± 79.62 * *	54.45 ± 21.60 * *
阳性对照药物当飞利肝宁组	10	0.856 ± 0.479 * *	193.53 ± 62.64 * *	34.57 ± 14.34 * *
田基黄总黄酮低剂量组	9	1.265 ± 0.317 * *	144.69 ± 46.34 * *	61.10 ± 17.71 * *
田基黄总黄酮中剂量组	10	1.092 ± 0.238 * *	135.18 ± 60.84 * *	29.92 ± 15.99 * *
田基黄总黄酮高剂量组	10	1.072 ± 0.233 * *	138.85 ± 30.16 * *	28.03 ± 13.66 * *

注：与正常对照组比较：## $P < 0.01$；与模型对照组比较：* $P < 0.05$，* * $P < 0.01$。

3. 田基黄总黄酮对小鼠肝组织病理组织学变化的影响

病理组织学检查结果见图 3 - 9，由图 3 - 9 可见：正常对照组小鼠肝脏颜色红润，有光泽且富于弹性，光学显微镜下可见肝小叶结构完整，肝细胞胞质丰富，核

大而圆，核仁清晰，中央静脉及门管区正常，肝索呈放射状排列；模型对照组的肝脏发生明显病理改变，主要表现为灰黄色点状坏死灶，表面无光泽，质地稍脆，光镜下，肝小叶中央静脉周围坏死，坏死细胞轮廓不清，肝细胞出现中至重度病变，胞浆疏松、淡染，细胞核多皱缩，且肝细胞多见点状坏死灶及门管区见炎细胞浸润，说明酒精所致小鼠急性肝损伤造模成功；阳性对照药物联苯双酯组和阳性对照药物当飞利肝宁组的肝小叶内见点状坏死，坏死处炎细胞浸润，病理肝损伤程度减轻；高、中剂量田基黄总黄酮组的肝小叶结构完整，肝索呈放射状排列，部分肝细胞仅见轻度的病理改变，肝细胞轻度水肿，胞浆疏松、淡染，肝脏组织结构与模型组比较，病理损伤程度明显减轻；在低剂量田基黄总黄酮组，仍见部分肝细胞坏死，门管区大量炎细胞浸润，与模型组相比，病理损伤程度有一定减轻。

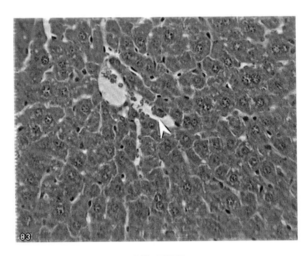

正常对照组

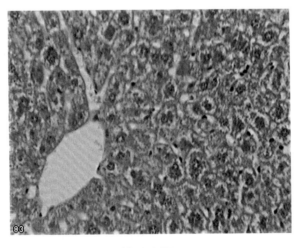

模型对照组

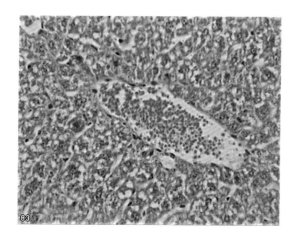

联苯双酯组

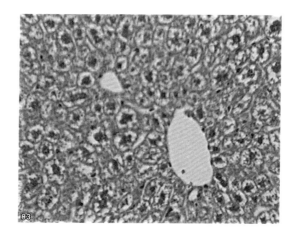

当飞利肝宁组

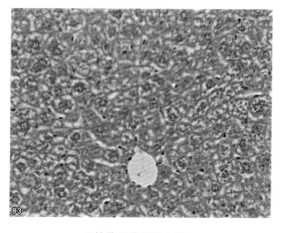

田基黄总黄酮低剂量组

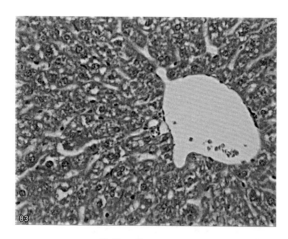

田基黄总黄酮中剂量组

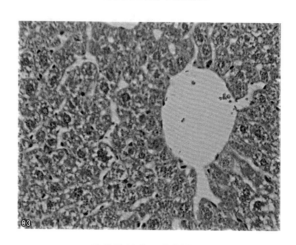

田基黄总黄酮高剂量组

图3-9 对酒精致急性肝损伤小鼠肝组织病理组织学变化的影响

四、田基黄总黄酮对卡介苗联合脂多糖致小鼠急性肝损伤的影响

【实验材料】

1. 药物与试剂

田基黄总黄酮提取物：系本研究团队从田基黄中提取分离得到，总黄酮含量为63.5%。甘利欣胶囊：江苏正大天晴药业股份有限公司，批号：050923。联苯双酯滴丸：北京协和制药厂生产，批号：05090103。卡介苗（BCG）：购自广州市第八人民医院，成都生物制品研究所生产，批号：20060310-1，实验前取该

卡介苗加无菌生理盐水配成每 1 mL 含活菌数 1×10^7 的溶液。细菌脂多糖（LPS）：购自 Sigma 公司，从 *E.coli* 055：B5 中提取纯化，货号为 L2880。AST 检测试剂盒：上海荣盛生物技术有限公司生产，批号：20060824。ALT 检测试剂盒：上海荣盛生物技术有限公司生产，批号：20060920。MDA 检测试剂盒：南京建成生物工程研究中心生产，批号：20061121。GSH 检测试剂盒：南京建成生物工程研究中心生产，批号：20061211。SOD 测定试剂盒：南京建成生物工程研究中心生产，批号：20061122。NOS 测定试剂盒：南京建成生物工程研究中心生产，批号：20061211。总蛋白检测试剂盒：南京建成生物工程研究中心生产，批号：20061025。蛋白标准品：南京建成生物工程研究中心生产，批号：20061025。

2. 仪器

恒温水浴箱：广州市深华生物技术有限公司制造，型号：HH‑W420。紫外可见分光光度计：北京普析通用仪器有限责任公司制造，型号：TU‑1901。低速离心机：上海安亭科学仪器厂制造，型号：TDL‑40

3. 动物

昆明种小鼠，雌雄各半，体重 20～25 g，SPF 级标准，由广东省医学实验动物中心提供，实验动物合格证号：粤监证字 2006A018。

【实验方法】

取昆明种小鼠 98 只，随机分为正常对照组、模型对照组、阳性对照药物联苯双酯组（100 mg/kg）、阳性对照药物甘利欣组（60 mg/kg）、田基黄总黄酮低剂量组（13 mg/kg）、田基黄总黄酮中剂量组（26 mg/kg）、田基黄总黄酮高剂量组（52 mg/kg）7 组，每组 14 只。除正常对照组外，其余各组小鼠首日按照 0.1 mL/10g 静脉注射卡介苗溶液。之后，田基黄总黄酮高、中、低剂量组和阳性对照药物组小鼠按 0.1 mL/10 g 体重灌胃给药，空白对照组、模型对照组给等体积蒸馏水，1 次/天，共 10 天。末次给药后 1 h，除正常对照组外，其余各组小鼠按照 0.1 mL/10 g 静脉注射脂多糖溶液造模。造模后禁食不禁水，16 h 后各组小鼠眼眶取血 0.5～1.0 mL，3000 r/min 离心 10 min 分离血清，按照试剂盒操作方法测定其 AST 和 ALT 活性。立即颈椎脱臼处死小鼠，取新鲜肝脏右小叶置于 10%甲醛固定液中，进行病理组织学检查；另取新鲜肝脏 0.5 g 加入预冷的生理盐水溶液制成 10%肝组织匀浆，3000 r/min 离心 10 min，取上清测定其谷胱甘肽（GSH）、MDA、超氧化物歧化酶（SOD）、一氧化氮合成酶（NOS）值。

【实验结果】

1. 田基黄总黄酮对 BCG – LPS 所致急性肝损伤小鼠血清 ALT、AST 活性的影响

由表 3 – 17 可见：（1）田基黄总黄酮低、中、高剂量组的小鼠血清 ALT、AST 活性与模型对照组比较，差异具有统计学意义（$P < 0.05$ 或 $P < 0.01$），提示田基黄总黄酮能够抑制 BCG – LPS 引起的小鼠血清 ALT、AST 活性升高。

（2）阳性对照药物联苯双酯和阳性对照药物甘利欣组的血清 ALT、AST 活性与模型对照组比较，差异具有统计学意义（$P < 0.05$ 或 $P < 0.01$），联苯双酯和甘利欣能够抑制 BCG – LPS 引起的小鼠血清 ALT、AST 活性升高。

表 3 – 17　田基黄总黄酮对 BCG – LPS 所致急性肝损伤小鼠血清 ALT、AST 活性的影响（$\bar{x} \pm s, n = 14$）

组　　别	动物数（只）	ALT 活性（U/L）	AST 活性（U/L）
正常对照组	14	66.74 ± 27.20	90.49 ± 30.36
模型对照组	14	$1872.45 \pm 807.98^{\#\#}$	$1323.27 \pm 394.23^{\#\#}$
阳性对照药物联苯双酯组	13	$1171.69 \pm 481.13^{**}$	$628.42 \pm 332.54^{**}$
阳性对照药物甘利欣组	14	$1263.61 \pm 673.36^{*}$	$674.70 \pm 415.57^{**}$
田基黄总黄酮低剂量组	14	$1324.90 \pm 499.46^{*}$	$788.50 \pm 523.34^{**}$
田基黄总黄酮中剂量组	14	$1132.99 \pm 578.44^{**}$	$561.54 \pm 356.66^{**}$
田基黄总黄酮高剂量组	13	$1153.33 \pm 512.92^{**}$	$709.72 \pm 390.28^{**}$

注：与正常对照组比较：$^{\#\#}P < 0.01$；与模型对照组比较：$^{*}P < 0.05$，$^{**}P < 0.01$。

2. 田基黄总黄酮对 BCG – LPS 所致急性肝损伤小鼠肝组织肝组织 MDA、GSH 含量和 NOS、SOD 活性的影响

由表 3 – 18 可见：（1）田基黄总黄酮低、中、高剂量组的肝组织 MDA、GSH 含量和 NOS、SOD 活性与模型对照组比较，差异具有统计学意义（$P < 0.05$ 或 $P < 0.01$），提示田基黄总黄酮能显著降低造模小鼠血清 NOS 含量，从而降低活性氧类物质 NO 的含量，减少脂质过氧化水平；同时，显著提高肝细胞内 GSH 含量、SOD 活性，降低细胞内 MDA 含量，从而提高 BCG – LPS 所致急性肝损伤小鼠肝组织的抗氧化应激能力，减少细胞质膜的脂质过氧化水平，修复细胞质膜，降低肝损伤程度。

（2）阳性对照药物联苯双酯和阳性对照药物甘利欣组的肝组织 MDA、GSH 含量和 NOS、SOD 活性与模型对照组比较，差异具有统计学意义（$P < 0.05$ 或 $P < 0.01$），联苯双酯和甘利欣能够显著降低造模小鼠血清一氧化氮合酶含量，从而降

低活性氧类物质 NO 的含量，减少脂质过氧化水平；同时，能显著提高肝细胞内 GSH 含量、SOD 活性，降低细胞内 MDA 含量，从而提高 BCG – LPS 所致急性肝损伤小鼠肝组织的抗氧化应激能力，减少细胞质膜的脂质过氧化水平，修复细胞质膜，降低肝损伤程度。

表3 – 18　对 BCG – LPS 所致急性肝损伤小鼠肝组织 MDA、GSH 含量和 NOS、SOD 活性的影响（ $\bar{x} \pm s, n = 14$ ）

组　　别	动物数（只）	MDA 含量（nmol/mg prot）	GSH 含量（mg/g prot）	NOS 活性（U/mg prot）	SOD 活性（U/g）
正常对照组	14	1.13 ± 0.20	37.57 ± 2.36	3.32 ± 0.47	94.72 ± 5.24
模型对照组	14	2.21 ± 0.54[##]	13.29 ± 5.40[##]	5.88 ± 1.81[##]	65.49 ± 5.38[##]
阳性对照药物联苯双酯组	13	1.61 ± 0.40[**]	27.82 ± 2.92[**]	3.71 ± 0.82[**]	72.88 ± 6.83[**]
阳性对照药物甘利欣组	14	1.85 ± 0.49[*]	30.38 ± 4.96[**]	4.56 ± 1.08[*]	86.98 ± 7.02[**]
田基黄总黄酮低剂量组	14	1.87 ± 0.34[*]	21.25 ± 5.76[**]	4.61 ± 1.04[*]	77.41 ± 11.62[**]
田基黄总黄酮中剂量组	14	1.61 ± 0.25[**]	30.96 ± 4.49[**]	3.45 ± 0.68[**]	77.90 ± 5.76[**]
田基黄总黄酮高剂量组	13	1.66 ± 0.39[**]	28.34 ± 4.56[**]	3.79 ± 0.70[**]	72.02 ± 6.08[**]

注：与正常对照组比较：[##] $P < 0.01$ ；与模型对照组比较：[*] $P < 0.05$ ，[**] $P < 0.01$ 。

3. 田基黄总黄酮对小鼠肝组织病理组织学变化的影响

病理组织学检查结果见图3 – 10，由图3 – 10 可见：正常对照组小鼠肝脏颜色红润，有光泽且富于弹性，光学显微镜下可见肝小叶结构完整，肝细胞胞质丰富，核大而圆，核仁清晰，中央静脉及门管区正常，细胞排列整齐。模型对照组的肝脏发生明显病理改变，主要表现为灰黄色点状坏死灶，表面无光泽，质地稍脆，光镜下，肝小叶中央静脉周围坏死，坏死细胞轮廓不清，肝细胞出现中至重度病变，胞浆疏松、淡染，细胞核多皱缩，细胞间隙增大，且肝细胞多见点状坏死灶及门管区见炎细胞浸润，说明 BCG – LPS 致急性肝损伤造模成功。阳性对照药物联苯双酯和阳性对照药物甘利欣组的肝小叶内见点状坏死，坏死处炎细胞浸润，病理肝损伤程度减轻。高、中剂量田基黄总黄酮组的肝小叶结构完整，肝索呈放射状排列，部分肝细胞仅见轻度的病理改变，肝细胞轻度水肿，胞浆疏松、淡染，肝脏组织结构与模型组比较，病理损伤程度明显减轻；在低剂量田基黄总黄酮组，仍见部分肝细胞坏死，门管区大量炎细胞浸润，与模型组相比，病理损伤程度有一定减轻。

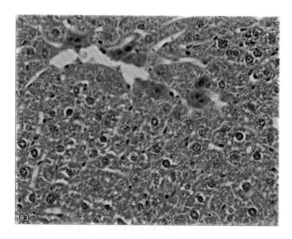

正常对照组

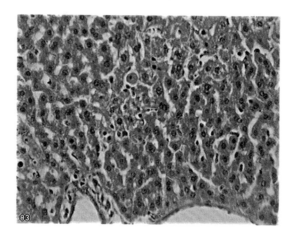

模型对照组

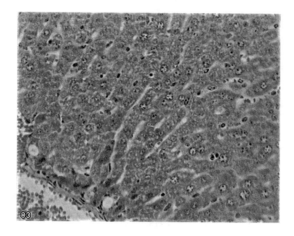

联苯双酯组

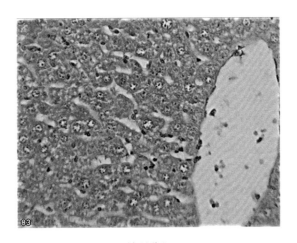

甘利欣组

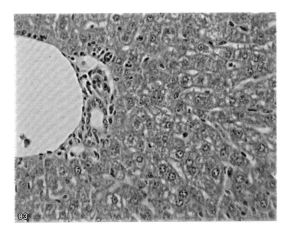

田基黄总黄酮低剂量组

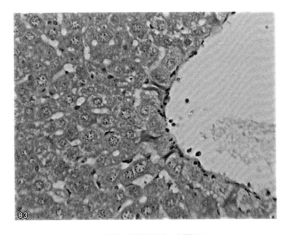

田基黄总黄酮中剂量组

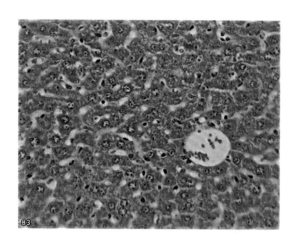

田基黄总黄酮高剂量组

图 3-10　对 BCG-LPS 致急性肝损伤小鼠肝组织病理组织学变化的影响

五、田基黄总黄酮对对乙酰氨基酚（APAP）致小鼠急性肝损伤的影响

【实验材料】

1. 药物与试剂

田基黄总黄酮提取物：系本研究团队从田基黄中提取分离得到，总黄酮含量为 63.5%。甘利欣胶囊：江苏正大天晴药业股份有限公司，批号：050923。联苯双酯滴丸：北京协和制药厂生产，批号：05090103。对乙酰氨基酚片：广东环球制药有限公司生产，批号：20060911。实验前取对乙酰氨基酚片，研磨成细粉，加蒸馏水配制成 50 mg/mL 混悬液。AST 检测试剂盒：上海荣盛生物技术有限公司生产，批号：20060824。ALT 检测试剂盒：上海荣盛生物技术有限公司生产，批号：20060920。MDA 检测试剂盒：南京建成生物工程研究中心生产，批号：20061121。GSH 检测试剂盒：南京建成生物工程研究中心生产，批号：20061121。SOD 测定试剂盒：南京建成生物工程研究中心生产，批号：20061122。总蛋白检测试剂盒：南京建成生物工程研究中心生产，批号：20061120。蛋白标准品：南京建成生物工程研究中心生产，批号：20061120。

2. 仪器

恒温水浴箱：广州市深华生物技术有限公司制造，型号：HH-W420。紫外可见分光光度计：北京普析通用仪器有限责任公司制造，型号：TU-1901。低速离心机：上海安亭科学仪器厂制造，型号：TGL-16G。

3. 动物

昆明种小鼠，雌雄各半，体重 20～25 g，SPF 级标准，由广东省医学实验动物中心提供，实验动物合格证号：粤监证字 2006A018。

【实验方法】

取昆明种小鼠 98 只，随机分为正常对照组、模型对照组、阳性对照药物联苯双酯组（100 mg/kg）、阳性对照药物甘利欣组（60 mg/kg）、田基黄总黄酮低剂量组（13 mg/kg）、田基黄总黄酮中剂量组（26 mg/kg）、田基黄总黄酮高剂量组（52 mg/kg）7 组，每组 14 只。田基黄总黄酮高、中、低剂量组和阳性对照药物组小鼠按 0.1 mL/10 g 体重进行灌胃给药，1 次/天，共 7 天；正常对照组、模型对照组给等体积蒸馏水。末次给药后 1 h，除正常对照组外，其余各组小鼠按 400 mg/kg 灌胃给予 APAP 混悬液造模，造模后禁食不禁水。24 h 后各组小鼠眼眶取血 0.5～1.0 mL，3000 r/min 离心 10 min 分离血清，按照试剂盒操作方法测其 AST 和 ALT 活性。立即颈椎脱臼处死小鼠，取新鲜肝脏右小叶置于 10% 甲醛固定液中，进行病理组织学检查；另取新鲜肝脏 0.5 g 加入预冷的生理盐水溶液制成 10% 肝组织匀浆，3000 r/min 离心 10 min，取上清测定其 MDA、GSH 含量和 SOD 活性。

【实验结果】

1. 田基黄总黄酮对 APAP 所致小鼠急性肝损伤血清 ALT、AST 活性的影响

由表 3－19 可见：（1）田基黄总黄酮低、中、高剂量组的血清 ALT、AST 活性与模型对照组比较，差异具有统计学意义（$P<0.05$ 或 $P<0.01$），提示田基黄总黄酮能抑制 APAP 引起的小鼠血清 ALT、AST 活性升高。

（2）阳性对照药物甘利欣组、阳性对照药物联苯双酯组的血清 ALT、AST 活性与模型对照组比较，差异具有统计学意义（$P<0.05$ 或 $P<0.01$），甘利欣和联苯双酯能抑制 APAP 引起的小鼠血清 ALT、AST 活性升高。

表 3－19 对 APAP 致急性肝损伤小鼠血清 ALT、AST 活性的影响（$\bar{x}\pm s, n=14$）

组　别	动物数（只）	ALT 活性（U/L）	AST 活性（U/L）
正常对照组	14	65.51±23.90	82.11±25.75
模型对照组	14	1278.08±418.03##	1515.14±575.34##
阳性对照药物联苯双酯组	14	925.73±389.29*	1040.46±437.18*
阳性对照药物甘利欣组	13	689.09±319.19**	811.56±444.50**

续上表

组　　别	动物数（只）	ALT 活性（U/L）	AST 活性（U/L）
田基黄总黄酮低剂量组	13	916.82 ± 364.12*	1141.24 ± 468.35*
田基黄总黄酮中剂量组	14	731.56 ± 458.67**	655.95 ± 237.32**
田基黄总黄酮高剂量组	14	661.16 ± 350.73**	701.75 ± 391.34**

注：与正常对照组比较：$^{\#\#}P < 0.01$；与模型对照组比较：$^{*}P < 0.05$，$^{**}P < 0.01$。

2. 田基黄总黄酮对 APAP 所致急性肝损伤小鼠肝组织 MDA、GSH 含量和 SOD 活性的影响

由表 3 - 20 可见：（1）田基黄总黄酮低、中、高剂量组的肝组织中 MDA、GSH 含量和 SOD 活性与模型对照组比较，差异具有统计学意义（$P < 0.05$ 或 $P < 0.01$），提示田基黄总黄酮能够显著提高肝细胞内 GSH 含量、SOD 活性，降低细胞内 MDA 含量，从而提高 APAP 所致急性肝损伤小鼠肝组织的抗氧化应激能力，减少细胞质膜的脂质过氧化水平，修复细胞质膜，降低肝损伤程度。

（2）阳性对照药物联苯双酯组和阳性对照药物甘利欣组的肝组织中 MDA、GSH 含量和 SOD 活性与模型对照组比较，差异具有统计学意义（$P < 0.05$ 或 $P < 0.01$）。联苯双酯和甘利欣能显著提高肝细胞内 GSH 含量、SOD 活性，降低细胞内 MDA 含量，从而提高 APAP 所致急性肝损伤小鼠肝组织的抗氧化应激能力，减少细胞质膜的脂质过氧化水平，修复细胞质膜，降低肝损伤程度。

表 3 - 20　对 APAP 致急性肝损伤小鼠肝组织 MDA、GSH 含量和 SOD 活性的影响（$\bar{x} \pm s, n = 14$）

组　　别	动物数（只）	MDA 含量（nmol/mg prot）	GSH 含量（mg/g prot）	SOD 活性（U/g）
正常对照组	14	1.06 ± 0.54	94.48 ± 16.06	130.90 ± 15.76
模型对照组	14	1.93 ± 0.42##	22.81 ± 11.92	54.42 ± 6.76
阳性对照药物联苯双酯组	14	1.26 ± 0.25**	56.85 ± 19.66**	70.42 ± 12.46**
阳性对照药物甘利欣组	13	1.48 ± 0.22**	53.40 ± 12.16**	72.03 ± 7.82**
田基黄总黄酮低剂量组	13	1.40 ± 0.30**	51.04 ± 16.57**	72.12 ± 9.59**
田基黄总黄酮中剂量组	14	1.19 ± 0.36**	68.51 ± 10.02**	78.17 ± 15.13**
田基黄总黄酮高剂量组	14	1.27 ± 0.24**	69.03 ± 9.07**	88.65 ± 13.61**

注：与正常对照组比较：$^{\#\#}P < 0.01$；与模型对照组比较：$^{*}P < 0.05$，$^{**}P < 0.01$。

3. 田基黄总黄酮对小鼠肝组织病理组织学变化的影响

病理组织学检查结果见图 3 – 11，由图 3 – 11 可见：正常对照组小鼠肝脏颜色红润，有光泽且富于弹性，光学显微镜下可见肝小叶结构完整，肝细胞胞质丰富，核大而圆，核仁清晰，中央静脉及门管区正常，肝索呈放射状排列。模型对照组的肝脏发生明显病理改变，主要表现为灰黄色点状坏死灶，表面无光泽，质地稍脆，光镜下，肝小叶中央静脉周围坏死，坏死细胞轮廓不清，肝细胞出现中至重度病变，胞浆疏松、淡染，细胞核多皱缩，且肝细胞多见点状坏死灶及门管区见炎细胞浸润，说明 APAP 致小鼠急性肝损伤造模成功。阳性对照药物联苯双酯组和阳性对照药物甘利欣组的肝小叶内见点状坏死，坏死处炎细胞浸润，病理肝损伤程度减轻。高、中剂量田基黄总黄酮组的肝小叶结构完整，肝索呈放射状排列，部分肝细胞仅见轻度的病理改变，肝细胞轻度水肿，胞浆疏松、淡染，肝脏组织结构与模型组比较，病理损伤程度明显减轻；在低剂量田基黄总黄酮组，仍见部分肝细胞坏死，门管区大量炎细胞浸润，与模型组相比，病理损伤程度有一定减轻。

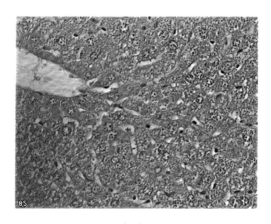

正常对照组

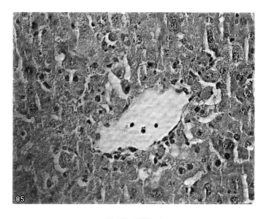

模型对照组

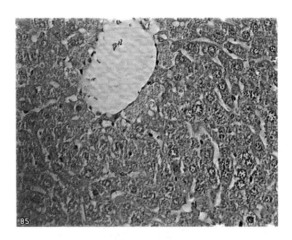

联苯双酯对照组

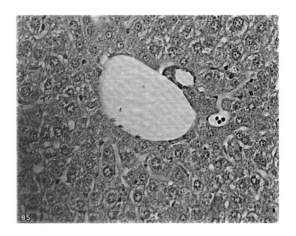

甘利欣对照组

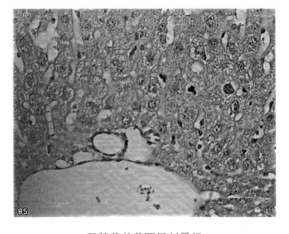

田基黄总黄酮低剂量组

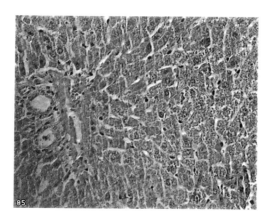

田基黄总黄酮中剂量组

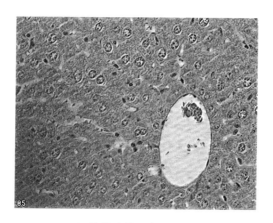

田基黄总黄酮高剂量组

图 3-11 对 APAP 致急性肝损伤小鼠肝组织病理组织学变化的影响

第四节 利胆退黄作用研究

一、田基黄总黄酮对 ANIT 致小鼠胆汁郁滞的影响

【实验材料】

1. 药物与试剂

田基黄总黄酮提取物：系本研究团队从田基黄中提取分离得到，总黄酮含量为

63.5%。茵栀黄口服液：北京双鹤药业生产，批号：272064。TBIL 检测试剂盒：上海荣盛生物技术有限公司生产，批号：20060819。ALT 检测试剂盒：上海荣盛生物技术有限公司生产，批号：20060920。α-萘异硫氰酸酯（ANIT）：德国 Sigma 公司生产，货号：04903EC。植物油溶液：金龙鱼食用油，南海油脂工业有限公司生产，生产日期为 2006 年 5 月 20 日。

2. 仪器

恒温水浴箱：广州市深华生物技术有限公司制造，型号：HH－W420。紫外可见分光光度计：北京普析通用仪器有限责任公司制造，型号：TU－1901。低速离心机：上海安亭科学仪器厂制造，型号：TGL－16G。

3. 动物

昆明种小鼠，雌雄各半，体重 20～25 g，SPF 级，由广东省医学实验动物中心提供，实验动物合格证号：粤监证字 2006A018。

【实验方法】

取昆明种小鼠 84 只，随机分为正常对照组、模型对照组、阳性对照药物茵栀黄口服液组（10 mL/kg）、田基黄总黄酮低剂量组（13 mg/kg）、田基黄总黄酮中剂量组（26 mg/kg）、田基黄总黄酮高剂量组（52 mg/kg）共 6 组，每组 14 只，田基黄总黄酮高、中、低剂量组和阳性对照药物组小鼠按 0.1 mL/10 g 体重灌胃给药，1 次/天，共 5 天；正常对照组、模型对照组给等体积蒸馏水。末次给药后 1 h，除正常对照组外，其余各组小鼠按 100 mg/kg 腹腔注射 ANIT 植物油溶液造模。造模后继续按原剂量给药，1 次/天，48 h 后各组小鼠摘眼球取血 0.5～1.0 mL，3000 r/min 离心 10 min 分离血清，按照试剂盒操作方法测定其总胆红素（TBIL）含量和 ALT 活性，另取新鲜肝脏小叶置于 10% 甲醛固定液中，用于制作病理切片。

【实验结果】

1. 田基黄总黄酮对 ANIT 所致胆汁郁滞小鼠血清 TBIL 含量及 ALT 活性的影响

由表 3－21 可见：（1）田基黄总黄酮低剂量组的血清中 TBIL 含量及 ALT 活性与模型对照组比较，在统计学上具有显著性差异（$P < 0.05$）；田基黄总黄酮中、高剂量组的血清中 TBIL 含量及 ALT 活性与模型对照组比较，在统计学上具有非常显著性差异（$P < 0.01$），提示田基黄总黄酮能抑制 ANIT 所致小鼠血清 TBIL 含量增加及 ALT 活性升高，具有明显退黄作用。

（2）阳性对照药物茵栀黄口服液组的血清 TBIL 含量及 ALT 活性与模型对照组比较，在统计学上具有显著性差异（$P < 0.05$），茵栀黄口服液能抑制 ANIT 所致小

鼠血清 TBIL 含量增加及 ALT 活性升高，具有一定退黄作用。

表3-21 田基黄总黄酮对 ANIT 所致胆汁郁滞小鼠血清 TBIL 含量及 ALT 活性的影响（$\bar{x} \pm s, n = 14$）

组　　别	给药剂量	TBIL 含量 （μmol/L）	ALT 活性 （U/L）
正常对照组	—	11.98 ± 3.87	83.29 ± 25.38
模型对照组	—	141.16 ± 21.11##	669.26 ± 200.87##
茵栀黄口服液组	10 mL/kg	118.17 ± 29.26*	475.04 ± 232.91*
田基黄总黄酮低剂量组	0.013g/kg	120.66 ± 25.96*	498.94 ± 195.68*
田基黄总黄酮中剂量组	0.026g/kg	89.31 ± 27.17**	416.07 ± 188.47**
田基黄总黄酮高剂量组	0.052g/kg	67.23 ± 22.12**	371.10 ± 143.98**

注：与正常对照组比较：##$P < 0.01$；与模型对照组比较：*$P < 0.05$，**$P < 0.01$。

2. 田基黄总黄酮对小鼠肝组织病理组织学变化的影响

病理组织学检查结果见图3-12，由图3-12可见：正常对照组小鼠肝脏颜色红润，有光泽且富于弹性，光学显微镜下可见肝小叶结构完整，肝细胞胞质丰富，核大而圆，核仁清晰，中央静脉及门管区正常，肝索呈放射状排列。模型对照组的肝脏发生明显病理改变，主要表现为灰黄色点状坏死灶，表面无光泽，质地稍脆，光镜下，肝小叶中央静脉周围坏死，坏死细胞轮廓不清，肝细胞出现中至重度病变，胞浆疏松、淡染，细胞核多皱缩，且肝细胞多见点状坏死灶及门管区见炎细胞浸润，说明ANIT 致胆汁郁滞造模成功。阳性对照茵栀黄口服液组的肝小叶内见点状坏死，坏死处炎细胞浸润，病理肝损伤程度减轻。低、中、高剂量田基黄总黄酮组的肝小叶结构完整，肝索呈放射状排列，部分肝细胞仅见轻度的病理改变，肝细胞轻度水肿，胞浆疏松、淡染，肝脏组织结构与模型组比较，病理损伤程度明显减轻。

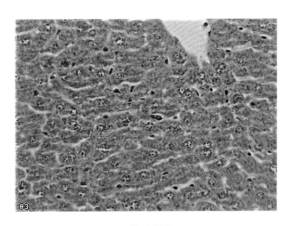

正常对照组

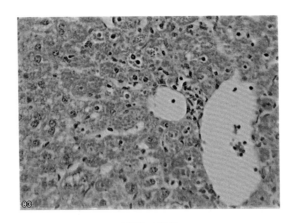

模型对照组

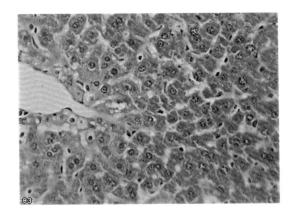

茵栀黄口服液组

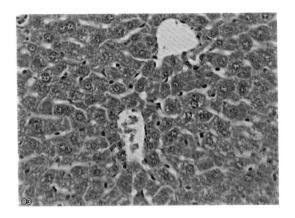

田基黄总黄酮低剂量组

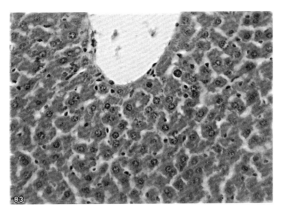

田基黄总黄酮中剂量组

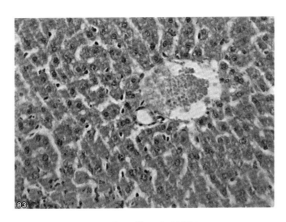

田基黄总黄酮高剂量组

图 3 - 12　田基黄总黄酮对 ANIT 致胆汁郁滞小鼠肝组织病理变化的影响

二、田基黄总黄酮对胆管结扎致大鼠梗阻性黄疸的作用

【实验材料】

1. 药物与试剂

田基黄总黄酮提取物：系本研究团队从田基黄中提取分离得到，总黄酮含量为 63.5%。茵栀黄口服液：北京双鹤药业生产，批号：272064。思美泰注射粉针：美国雅培公司生产，批号：39S158E04。TBIL 检测试剂盒：上海荣盛生物技术有限公司生产，批号：20061030。ALT 检测试剂盒：上海荣盛生物技术有限公司生产，批号：20060920。MDA 检测试剂盒：南京建成生物工程研究中心生产，

批号：20061121。AKP 检测试剂盒：南京建成生物工程研究中心生产，批号：20061124。Hyp 检测试剂盒：南京建成生物工程研究中心生产，批号：20061116。总蛋白检测试剂盒：南京建成生物工程研究中心生产，批号：20061120。蛋白标准品：南京建成生物工程研究中心生产，批号：20061120。

2. 仪器

恒温水浴箱：广州市深华生物技术有限公司制造，型号：HH－W420。紫外可见分光光度计：北京普析通用仪器有限责任公司制造，型号：TU－1901。低速离心机：上海安亭科学仪器厂制造，型号：TGL－16G。

3. 动物

SD 大鼠 80 只，雌雄各半，体重 180～250 g，SPF 级标准，由南方医科大学实验动物中心提供，实验动物合格证号：粤监证字 2006A063。

【实验方法】

取 SD 大鼠 80 只，随机分为正常对照组、假手术对照组、模型对照组、阳性对照药物茵栀黄组（10 mL/kg）、阳性对照药物思美泰组（20 mg/kg）、田基黄总黄酮低剂量组（9 mg/kg）、田基黄总黄酮中剂量组（18 mg/kg）、田基黄总黄酮高剂量组（36 mg/kg）8 组，每组 10 只。除正常对照组和假手术对照组外，其余各组大鼠开腹后分离总胆管、上下端结扎后剪断总胆管，缝合，造成梗阻性黄疸模型；假手术组开腹后分离总胆管但不进行结扎，随后缝合。在手术后 5 天，田基黄总黄酮高、中、低剂量组和阳性对照药物茵栀黄组按 1 mL/100 g 体重灌胃给药，阳性对照药物思美泰组按照 0.1 mL/100 g 腹腔注射配制好的溶液，1 次/天，共 10 天，正常对照组、假手术对照组和模型对照组灌胃给予等体积蒸馏水，末次给药后 1 h，各组大鼠眼眶取血 0.5～1.0 mL，3000 r/min 离心 10 min 分离血清，按照试剂盒操作方法测定采集血清的 TBIL 和 ALT 活性。立即颈椎脱白处死大鼠，取新鲜肝脏右小叶置于 10% 甲醛固定液中，进行病理组织学检查，另取新鲜肝脏 0.5 g 加入预冷的生理盐水溶液制成 10% 肝组织匀浆，3000 r/min 离心 10 min，取上清测定其 MDA、碱性磷酸酶（AKP）活性；同时取新鲜肝脏 0.1 g，按照试剂盒说明书操作测定羟脯氨酸（Hyp）值。

【实验结果】

1. 对胆管结扎致梗阻性黄疸大鼠血清 TBIL 含量及 ALT 活性的影响

由表 3－22 可见：（1）田基黄总黄酮低、中、高剂量组的血清 TBIL 含量及 ALT 活性与模型对照组比较，差异具有统计学意义（$P < 0.05$ 或 $P < 0.01$），提示田

基黄总黄酮能抑制大鼠胆管结扎引起的血清 TBIL 含量升高，同时，能够抑制血清 ALT 活性的升高。

（2）阳性对照药物茵栀黄和阳性对照药物思美泰组的血清 TBIL 含量及 ALT 活性与模型对照组比较，差异具有统计学意义（$P<0.05$ 或 $P<0.01$），茵栀黄和思美泰能抑制大鼠胆管结扎引起的血清 TBIL 含量升高，同时，能够抑制血清 ALT 活性的升高。

表 3-22　田基黄总黄酮对胆管结扎致梗阻性黄疸大鼠血清生化指标的影响（$\bar{x} \pm s, n = 10$）

组　别	动物数（只）	TBIL 含量（umol/L）	ALT 活性（U/L）
正常对照组	10	11.17 ± 3.73	16.35 ± 4.83
假手术对照组	10	10.28 ± 3.35	19.83 ± 6.79
模型对照组	10	139.56 ± 20.21##	309.19 ± 139.48##
阳性对照药物茵栀黄组	10	104.99 ± 31.94**	197.35 ± 78.92*
阳性对照药物思美泰组	10	66.78 ± 15.78**	110.03 ± 36.75**
田基黄总黄酮低剂量组	9	108.20 ± 29.99**	214.30 ± 50.85*
田基黄总黄酮中剂量组	10	82.56 ± 20.58**	122.64 ± 44.96**
田基黄总黄酮高剂量组	10	70.63 ± 24.13**	154.34 ± 50.78**

注：与正常对照组比较：## $P<0.01$；与模型对照组比较：* $P<0.05$，** $P<0.01$。

2. 对胆管结扎致梗阻性黄疸大鼠肝组织中 MDA、Hyp 含量和 AKP 活性的影响

由表 3-23 可见：（1）田基黄总黄酮低、中、高剂量组的肝组织中 MDA、Hyp 含量和 AKP 活性与模型对照组比较，差异具有统计学意义（$P<0.05$ 或 $P<0.01$），提示田基黄总黄酮能够提高小鼠肝组织的抗氧化应激能力，减少细胞质膜的脂质过氧化水平，修复细胞质膜，降低肝损伤程度；同时，能够显著抑制梗阻性黄疸大鼠胆管上皮细胞的损害，及梗阻性黄疸所致的肝纤维化程度。

（2）阳性对照药物茵栀黄和阳性对照药物思美泰组的肝组织中 MDA、Hyp 含量和 AKP 活性与模型对照组比较，差异具有统计学意义（$P<0.05$ 或 $P<0.01$）。茵栀黄和思美泰能提高小鼠肝组织的抗氧化应激能力，减少细胞质膜的脂质过氧化水平，修复细胞质膜，降低肝损伤程度；同时，能够显著抑制梗阻性黄疸大鼠胆管上皮细胞的损害，及梗阻性黄疸所致的肝纤维化程度。

表 3 -23 田基黄总黄酮对胆管结扎致梗阻性黄疸大鼠肝组织生化指标的影响（$\bar{x} \pm s, n = 10$）

组 别	动物数（只）	MDA 含量（nmol/mg prot）	AKP 活性（U/g prot）	HyP 含量（μg/mg prot）
正常对照组	10	1.64 ± 0.32	4.59 ± 1.73	0.150 ± 0.047
假手术对照组	10	1.77 ± 0.39	5.30 ± 3.35	0.161 ± 0.047
模型对照组	10	6.05 ± 2.42##	62.10 ± 25.56##	0.397 ± 0.106##
阳性对照药物茵栀黄组	10	4.44 ± 1.78*	27.14 ± 15.80**	0.282 ± 0.063**
阳性对照药物思美泰组	10	2.87 ± 1.17**	28.28 ± 11.83**	0.260 ± 0.032**
田基黄总黄酮低剂量组	9	3.83 ± 0.80*	33.92 ± 13.94**	0.323 ± 0.065*
田基黄总黄酮中剂量组	10	3.31 ± 1.05**	18.65 ± 4.97**	0.267 ± 0.052**
田基黄总黄酮高剂量组	10	2.89 ± 0.24**	20.85 ± 5.09**	0.279 ± 0.063**

注：与正常对照组比较：##$P < 0.01$；与模型对照组比较：*$P < 0.05$，**$P < 0.01$。

3. 对胆管结扎致梗阻性黄疸大鼠肝组织病理变化的影响

病理组织学检查结果见图 3 - 13，由图 3 - 13 可见：正常对照组和假手术组大鼠肝脏颜色红润，有光泽且富于弹性，光学显微镜下可见肝小叶结构完整，肝细胞胞质丰富，核大而圆，核仁清晰，中央静脉及门管区正常，胆管内皮细胞正常。模型对照组的肝脏发生明显病理改变，主要表现为有明显的小胆管、毛细血管及结缔组织增生，肝细胞肿胀，坏死呈片状及有大量炎性细胞浸染，胆管内皮细胞有坏死，说明胆管结扎致大鼠梗阻性黄疸造模成功。阳性对照茵栀黄口服液组和思美泰组的肝小叶内见点状坏死，坏死处炎细胞浸润，病理肝损伤程度减轻。低、中、高剂量田基黄总黄酮组的肝小叶结构完整，肝索呈放射状排列，部分肝细胞仅见轻度的病理改变，肝细胞轻度水肿，胞浆疏松、淡染，肝脏组织结构与模型组相比，病理损伤程度明显减轻。

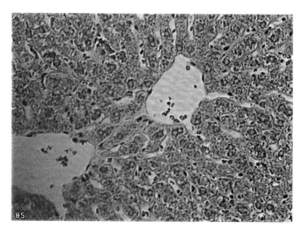

正常对照组

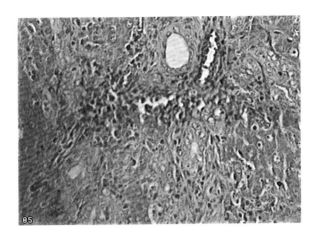

模型对照组

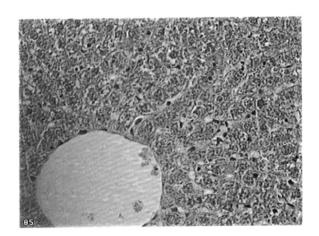

假手术对照组

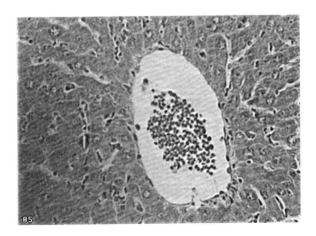

茵栀黄组

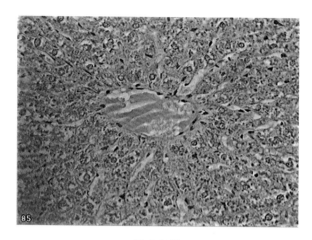

思美泰组

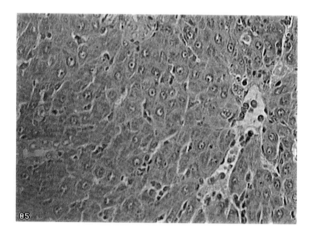

田基黄总黄酮低剂量组

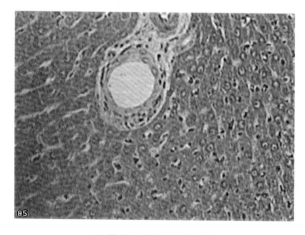

田基黄总黄酮中剂量组

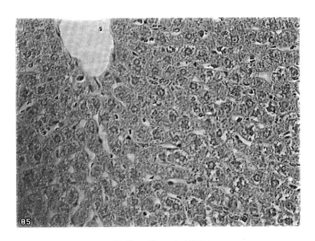

田基黄总黄酮高剂量组

图 3 - 13　对胆管结扎致梗阻性黄疸大鼠肝组织病理变化的影响

三、田基黄总黄酮对正常大鼠胆汁分泌的影响

【实验材料】

1. 药物与试剂

田基黄总黄酮提取物：系本研究团队从田基黄中提取分离得到，总黄酮含量为 63.5%。茵栀黄口服液：北京双鹤药业生产，批号：272064。优思弗胶囊：Losan Pharma GmbH 生产，批号：06B17277L。TBIL 检测试剂盒：上海荣盛生物技术有限公司生产，批号：20061030。TBIL 检测试剂盒：上海荣盛生物技术有限公司生产，批号：20061030。

2. 仪器

紫外可见分光光度计：北京普析通用仪器有限责任公司制造，型号：TU - 1901，手术器械，胆汁引流管等。

3. 动物

SD 大鼠 72 只，雌雄各半，体重 150～250 g，由广东省医学实验动物中心提供，动物合格证号：SCXK（粤）2008 - 0002。

【实验方法】

取 SD 大鼠 72 只，随机分为空白对照组、阳性对照药物优思弗组（100 mg/kg）、阳性对照药物茵栀黄组（7 mL/kg）、田基黄总黄酮低剂量组（9 mg/kg）、田基黄总黄酮中剂量组（18 mg/kg）、田基黄总黄酮高剂量组（36 mg/kg）6 组，每组 12 只，各组大鼠实验前禁食不禁水 12 h，实验时按 10 mL/kg 腹腔注射 10% 乌拉坦溶液使其麻醉，开腹分离总胆管，于近肝脏端封闭，远肝脏端结扎，在封闭端朝肝脏方向剪一"V"字形缺口，插入口径约为 0.6 mm 的塑料管，结扎固定，松开近肝脏端，待稳定 15 min 后，收集 30 min 内分泌的胆汁。田基黄总黄酮高、中、低剂量组和阳性对照药物组分别通过十二指肠给予相应药物，空白对照组给予等体积的 0.9% 生理盐水，分段收集胆汁（30 min，60 min，90 min，120 min），测量收集到的胆汁体积，计算胆汁分泌量。分别合并每只大鼠给药后收集到的胆汁，按照试剂盒操作测定胆汁总胆红素值。

【实验结果】

1. 田基黄总黄酮对正常大鼠胆汁分泌的影响

由表 3 - 24、表 3 - 25 可见：（1）田基黄总黄酮低、中、高剂量组在给药后 0 ～ 30 min，30 ～ 60 min，60 ～ 90 min，90 ～ 120 min 四个时间段的胆汁分泌量与空白对照组比较，在统计学上均有非常显著性差异（$P < 0.05$）；田基黄总黄酮低、中、高剂量组的胆汁 TBIL 含量与空白对照组比较，在统计学上无显著性差异（$P > 0.05$），提示田基黄总黄酮能够促进正常大鼠胆汁分泌，对 TBIL 含量无影响。

（2）阳性对照药物优思弗胶囊组和茵栀黄口服液组在给药后 0 ～ 30 min，30 ～ 60 min，60 ～ 90 min，90 ～ 120 min 四个时间段的胆汁分泌量与空白对照组比较，在统计学上均有非常显著性差异（$P < 0.05$）；阳性对照药物优思弗胶囊组和茵栀黄口服液组的胆汁 TBIL 含量与空白对照组比较，在统计学上无显著性差异（$P > 0.05$）。

表 3 − 24　田基黄总黄酮对正常大鼠胆汁分泌量的影响（$\bar{x} \pm s, n = 12$）

组　别	体重/g	给药前 30 min	不同时间段大鼠胆汁分泌量 /mL			
			给药后 0 ~ 30 min	给药后 30 ~ 60 min	给药后 60 ~ 90 min	给药后 90 ~ 120 min
空白对照组	189.33 ± 9.98	0.35 ± 0.06	0.33 ± 0.06	0.36 ± 0.07	0.34 ± 0.06	0.31 ± 0.03
阳性对照药物优思弗组	196.33 ± 15.60	0.30 ± 0.05	0.47 ± 0.08**	0.51 ± 0.06**	0.45 ± 0.04**	0.41 ± 0.05**
阳性对照药物茴栀黄组	199.90 ± 14.99	0.31 ± 0.05	0.45 ± 0.09**	0.51 ± 0.07**	0.47 ± 0.06**	0.40 ± 0.10**
田基黄总黄酮低剂量组	177.98 ± 19.28	0.31 ± 0.08	0.47 ± 0.08**	0.48 ± 0.10**	0.46 ± 0.07**	0.43 ± 0.06**
田基黄总黄酮中剂量组	184.13 ± 15.37	0.34 ± 0.07	0.51 ± 0.11**	0.57 ± 0.11**	0.52 ± 0.11**	0.47 ± 0.09**
田基黄总黄酮高剂量组	186.40 ± 17.79	0.29 ± 0.04	0.52 ± 0.05**	0.51 ± 0.07**	0.44 ± 0.07**	0.40 ± 0.05**

注：与空白对照组比较：* $P < 0.05$，** $P < 0.01$。

表 3 − 25　田基黄总黄酮对正常大鼠胆汁总胆红素含量的影响（$\bar{x} \pm s, n = 12$）

组　别	胆汁 TBIL 含量（μmol/L）
空白对照组	13.07 ± 4.47
阳性对照药物优思弗组	15.39 ± 6.23
阳性对照药物茴栀黄组	14.97 ± 5.63
田基黄总黄酮低剂量组	15.05 ± 2.88
田基黄总黄酮中剂量组	15.18 ± 3.83
田基黄总黄酮高剂量组	12.94 ± 2.47

第五节　抗乙肝病毒作用研究

【实验材料】

1. 药物与试剂

田基黄提取物（黄酮含量大于50%）；拉米夫定：葛兰素史克制药（苏州）有限公司生产；地高辛 DNA 标记与检测试剂盒，Roche 公司产品；HBsAg ELISA 检测试剂盒，购自上海荣盛生物药业有限公司；ALT、AST 试剂盒，购自南京建成生物工程研究所。

2. 动物

广州麻鸭，购自广州石井潮阳孵化场。实验时体重为 90～105 g。

【实验方法】

1. 造模与给药

取健康1日龄广州麻鸭，经腹腔接种0.2 mL DHBV - DNA 阳性病毒血清，接种1周后，分别于颈外静脉取血，用地高辛标记的 DHBV - DNA 探针经斑点杂交检测筛选出感染阳性鸭，饲养至3周龄作为模型动物。将 DHBV 感染阳性的广州麻鸭随机分为5组，即模型对照组、拉米夫定组、田基黄提取物低剂量组、田基黄提取物中剂量组、田基黄提取物高剂量组，每组12只。模型组灌服生理盐水，拉米夫定组按 50 mg/kg 体重灌服拉米夫定，田基黄提取物低、中、高剂量组分别按 6.5 mg/kg，13.0 mg/kg，26.0 mg/kg 体重灌服田基黄提取物。每天1次，连续28天。

2. 指标检测

参照文献方法[7]，于给药前，给药后7天、14天、28天，停药后7天，分别自颈外静脉取血，分离血清，采用斑点杂交法，用地高辛标记的 DHBV - DNA 探针将给药前后的血清进行检测，以与探针同源的质粒 DNA 倍比稀释后点样于硝酸纤维薄膜上杂交显示的斑点颜色深浅为标准，用扫描仪进行膜片扫描并进行斑点定量分析，并按公式 volume = intensity × mm² 计算斑点值 volume，以反映血清 DHBV – DNA 滴度水平；采用 ELISA 法通过酶标仪读取 OD 值检测血清 HBsAg 水平；对给药后 28 天与停药后 7 天的血清，同时按照试剂盒进行 ALT 和 AST 活性的检测。此外，于停药后第 7 天分别剖杀各组动物，取肝组织置于 10% 甲醛溶液中固定，行石蜡切片后，用 HE 染色，进行病理检查。

3. 统计学方法

实验数据以"均数 ± 标准差"（$\bar{x} + s$）表示，采用的统计软件为 SPSS 16.0，组间比较采用 One – Way ANOVA 统计处理。

【实验结果】

1. 田基黄提取物对鸭血清中 DHBV – DNA 滴度的影响

由表 3 – 26 可见，于给药后第 7 天开始，拉米夫定组动物血清中 DHBV – DNA 滴度与模型对照组比较，差异均具有统计学意义（$P < 0.01$ 或 $P < 0.05$），但在停药后第 7 天，血清中 DHBV – DNA 滴度的水平有所升高。给药后第 28 天及停药后第 7 天，低剂量田基黄提取物组动物血清中 DHBV – DNA 滴度与模型对照组比较，差异均具有统计学意义（$P < 0.01$ 或 $P < 0.05$）；于给药后第 7 天开始，中、高剂量田基黄提取物组动物血清中 DHBV – DNA 滴度与模型对照组比较，差异均具有统计学意义（$P < 0.01$ 或 $P < 0.05$），且在停药后第 7 天，血清中 DHBV – DNA 滴度的水平未见升高。

2. 田基黄提取物对鸭血清中 HBsAg 的 OD 值的影响

由表 3 – 27 可见，于给药后第 7 天开始，拉米夫定组动物血清中 HBsAg 的 OD 值与模型对照组比较，差异均具有统计学意义（$P < 0.01$ 或 $P < 0.05$），但在停药后第 7 天，血清中 HBsAg 的 OD 值有所升高。给药后第 28 天，低剂量田基黄提取物组动物血清中 HBsAg 的 OD 值与模型对照组比较，差异均具有统计学意义（$P < 0.05$）；于给药后第 14 天开始，中、高剂量田基黄提取物组动物血清中 HBsAg 的 OD 值与模型对照组比较，差异均具有统计学意义（$P < 0.01$ 或 $P < 0.05$），且在停药后第 7 天，血清中 HBsAg 的 OD 值未见明显升高。

3. 田基黄提取物对鸭血清中 AST 和 ALT 的影响

由表 3 – 27 可见，给药后第 28 天及停药后第 7 天，拉米夫定组动物血清中 AST 和 ALT 的活性与模型对照组比较，均有非常显著性差异（$P < 0.01$），但在停药后第 7 天，血清中 AST 和 ALT 的活性与给药后第 28 天相比，略有上升。在给药后第 28 天及停药后第 7 天，低、中、高剂量田基黄提取物组动物血清中 AST 和 ALT 的

活性与模型对照组比较，均有显著性差异（$P < 0.01$ 或 $P < 0.05$），且在停药后第 7 天，血清中 AST 和 ALT 的活性未见明显升高。

4. 田基黄提取物对肝组织病理变化的影响

肝组织 HE 染色结果显示：模型对照组肝小叶结构不完整，肝索紊乱，肝细胞浑浊肿大、变性，部分组织汇管区小叶间隔有明显炎症细胞浸润及肝细胞点状或灶状坏死现象；拉米夫定组肝组织结构基本正常，肝细胞形态未见明显异常，未见明显炎症细胞浸润及肝细胞坏死现象；高剂量田基黄提取物组肝组织结构基本正常，肝血窦清晰，细胞无浑浊肿大，未见明显炎症细胞浸润及肝细胞坏死现象；中剂量田基黄提取物组少量肝细胞轻度浑浊肿大，可见散在分布的少量点、灶状坏死；低剂量田基黄提取物组肝组织结构有少部分不正常，并有少量的炎症细胞浸润及肝细胞点状或灶状坏死现象。见表 3 - 28。

表 3－26 田基黄提取物对鸭血清中 DHBV－DNA 滴度的影响（$\bar{x} \pm s, n = 12$）

组　别	DHBV－DNA 滴度				
	给药前	给药后第 7 天	给药后第 14 天	给药后第 28 天	停药后第 7 天
模型对照组	1608.53±110.83	1638.72±127.89	1701.74±237.41	1643.51±174.32	1578.88±219.83
拉米夫定组	1599.87±167.38	1248.03±98.42**	1154.93±93.55**	1132.68±102.56**	1311.76±276.39*
田基黄提取物低剂量组	1539.71±219.73	1479.38±326.81	1490.73±321.84	1311.43±68.33	1304.27±55.62*
田基黄提取物中剂量组	1683.28±97.92	1340.36±104.27	1300.89±67.93**	1296.73±196.38*	1239.84±89.03**
田基黄提取物高剂量组	1587.36±196.35	1332.36±237.41**	1238.67±183.42*	1188.67±56.82**	1216.46±129.83**

注：与模型对照组比较：*$P<0.05$，**$P<0.01$。

表 3－27 田基黄提取物对鸭血清中 HBsAg 的 OD 值的影响（$\bar{x} \pm s, n = 12$）

组　别	HBsAg 的 OD 值				
	给药前	给药后第 7 天	给药后第 14 天	给药后第 28 天	停药后第 7 天
模型对照组	0.65±0.13	0.71±0.32	0.69±0.31	0.64±0.22	0.68±0.15
拉米夫定组	0.71±0.21	0.29±0.08**	0.27±0.14**	0.22±0.10**	0.37±0.12*
田基黄提取物低剂量组	0.73±0.19	0.80±0.34	0.72±0.32	0.35±0.14*	0.43±0.24
田基黄提取物中剂量组	0.59±0.27	0.61±0.21	0.39±0.16*	0.30±0.11**	0.29±0.14**
田基黄提取物高剂量组	0.61±0.26	0.57±0.17	0.28±0.12**	0.24±0.13**	0.27±0.13**

注：与模型对照组比较：*$P<0.05$，**$P<0.01$。

表 3 - 28　田基黄提取物对鸭血清中 AST 和 ALT 的影响 ($\bar{x} \pm s, n = 12$)

组　别	AST（U/L）			ALT（U/L）		
	给药后第 28 天	停药后第 7 天	停药后第 7 天	给药后第 28 天	停药后第 7 天	停药后第 7 天
模型对照组	137.28 ± 32.3	145.61 ± 31.09		121.49 ± 37.21		118.28 ± 21.09
拉米夫定组	34.51 ± 5.28**	45.83 ± 10.92**		30.79 ± 4.58**		57.71 ± 4.55**
田基黄提取物低剂量组	79.23 ± 25.03*	82.81 ± 17.39*		75.03 ± 17.89*		78.94 ± 24.38*
田基黄提取物中剂量组	59.03 ± 9.73**	69.03 ± 21.83**		52.98 ± 8.76**		60.65 ± 12.34**
田基黄提取物高剂量组	45.38 ± 12.45**	48.86 ± 9.02**		50.76 ± 11.27**		49.09 ± 9.77**

注：与模型对照组比较：* $P < 0.05$，** $P < 0.01$。

第六节 总 结

现将本章四个方面的研究情况总结如下：

1. 抗肝纤维化

本研究采用 CCl_4 和酒精复合因素致大鼠肝纤维化模型，以血清 TBIL、DBIL、ALT、AST、HA、LN、PC – Ⅲ、TNF – α 水平，肝组织 SOD、MDA、GSH – Px、Hyp 水平，肝组织 MMP – 1 蛋白、TIMP – 1 蛋白和 α – 肌动蛋白（α – SMA）的表达强度，以及肝组织病理变化程度为指标。结果表明：田基黄总黄酮能降低大鼠血清中 TBIL、DBIL、ALT 和 AST 的水平，降低血清中 PC – Ⅲ、HA、LN 含量和肝组织中 Hyp 含量，提高肝纤维化模型大鼠肝脏的抗氧化能力并显著降低肝脏的氧化损伤，抑制 TNF – α 的分泌，抑制肝纤维化模型大鼠肝脏的 TIMP – 1 蛋白表达以促进肝脏中细胞外基质的分解，抑制肝组织 α – SMA 蛋白表达及病理损害，说明田基黄总黄酮能降低 CCl_4 和酒精复合因素所致肝纤维化大鼠的黄疸水平及肝损伤及纤维化程度；采用猪血清致大鼠肝纤维化模型，以血清 ALT、AST 水平、ALB/GLB 值、PC – Ⅲ、HA、LN 含量、肝组织中的 Hyp 含量、肝组织 MMP – 1 蛋白、TIMP – 1 蛋白和 α – 肌动蛋白（α – SMA）的表达强度，以及肝组织病理变化程度为指标。结果表明：田基黄总黄酮能降低大鼠血清中 ALT 和 AST 的水平，提高 ALB/GLB 值，降低血清中 PC – Ⅲ、HA、LN 含量和肝组织中的 Hyp 含量，抑制肝纤维化模型大鼠肝脏的 TIMP – 1 蛋白表达以促进肝脏中细胞外基质的分解，抑制肝组织 α – SMA 蛋白表达及病理损害，说明田基黄总黄酮能降低胆总管结扎所致肝纤维化大鼠的黄疸水平及肝损伤及纤维化程度；采用胆总管结扎所致大鼠肝纤维化模型，以血清 TBIL、DBIL、ALT、AST、HA、LN、PC – Ⅲ、TNF – α 水平，肝组织 SOD、MDA、GSH – Px、Hyp 水平，肝组织 MMP – 1 蛋白、TIMP – 1 蛋白和 α – 肌动蛋白（α – SMA）的表达强度，以及肝组织病理变化程度为指标。结果表明：田基黄总黄酮能降低大鼠血清中 TBIL、DBIL、ALT 和 AST 的水平，降低血清中 PC – Ⅲ、HA、LN 含量和肝组织中的 Hyp 含量，提高肝纤维化模型大鼠肝脏的抗氧化能力并显著降低肝脏的氧化损伤，抑制 TNF – α 的分泌，抑制肝纤维化模型大鼠肝脏的 TIMP – 1 蛋白表达以促进肝脏中细胞外基质的分解，抑制肝组织 α – SMA 蛋白表达及病理损害，说明田基黄总黄酮能降低胆总管结扎所致肝纤维化大鼠的黄疸水平及肝损伤及纤维化程度。

2. 抗急性肝损伤

本研究采用 CCl_4 致小鼠急性肝损伤模型，以血清 AST、ALT 值和肝组织病理变化程度为指标，结果表明：受试药物能显著抑制 CCl_4 造成的血清 AST 和 ALT 升高，抑制 CCl_4 对肝组织的病理损害；采用 D－GalN 致大鼠急性肝损伤模型，以血清 AST 值和 ALT 值、肝组织中谷胱甘肽过氧化物酶（GSH－Px）活性和丙二醛（MDA）含量，以及肝组织病理变化程度为指标，结果表明：受试药物能显著抑制 D－GalN 造成的 AST 和 ALT 升高，显著降低造模大鼠肝组织中丙二醛的含量和提高谷胱甘肽过氧化物酶的活力，抑制 D－GalN 对肝组织的病理损害；采用酒精致小鼠急性肝损伤模型，以血清 AST 值和 ALT 值、肝组织 GSTs、ADH 活性和 MDA 含量；以及肝组织病理变化程度为指标，结果表明：受试药物能显著抑制酒精造成的 AST 和 ALT 升高，显著抑制酒精所致急性肝损伤小鼠的肝组织 GSTs、ADH 活性升高和 MDA 含量增加，抑制酒精对肝组织的病理损害；采用卡介苗联合脂多糖致小鼠急性肝损伤模型，以血清 AST 值和 ALT 值、肝组织 MDA、GSH 含量和 NOS、SOD 活性，以及肝组织病理变化程度为指标，结果表明：受试药物能显著抑制酒精造成的 AST 和 ALT 升高，能显著降低造模小鼠血清一氧化氮合酶含量，从而降低活性氧物质 NO 的含量，减少脂质过氧化水平，同时显著提高肝细胞内 GSH 含量、SOD 活性，降低细胞内 MDA 含量，从而提高 BCG－LPS 所致急性肝损伤小鼠肝组织的抗氧化应激能力，减少细胞质膜的脂质过氧化水平，修复细胞质膜，降低肝损伤程度。此外，能抑制酒精诱导的肝组织炎性细胞浸润及干细胞坏死等病理损害；采用对乙酰氨基酚致小鼠急性肝损伤模型，以血清 AST 值和 ALT 值、肝组织 MDA、GSH 含量和 SOD 活性，以及肝组织病理变化程度为指标，结果表明：受试药物能显著抑制酒精造成的 AST 和 ALT 升高，能显著提高肝细胞内 GSH 含量、SOD 活性，降低细胞内 MDA 含量，从而提高对乙酰氨基酚所致急性肝损伤小鼠肝组织的抗氧化应激能力，减少细胞质膜的脂质过氧化水平，修复细胞质膜，降低肝损伤程度。此外，能抑制对乙酰氨基酚诱导的肝组织炎性细胞浸润及干细胞坏死等病理损害。

3. 利胆退黄作用

本研究采用 α－萘异硫氰酸酯致小鼠胆汁淤滞性肝损伤为模型，以血清 TBIL、ALT 水平，MDA、碱性磷酸酶（AKP）、羟脯氨酸（Hyp）值为指标，结果表明：受试药物能显著降低 α－萘异硫氰酸酯致胆汁淤滞性肝损伤小鼠血清中总胆红素的含量和 ALT 水平，降低肝组织 AKP、MDA、Hyp 含量；采用胆管结扎致大鼠梗阻性黄疸模型，以血清 TBIL、ALT 水平，MDA、碱性磷酸酶（AKP）、羟脯氨酸（Hyp）值为指标，结果表明：受试药物能显著降低胆管结扎所致的梗阻性黄疸大鼠血清中总胆红素的含量和 ALT 水平，降低肝组织 AKP、MDA、Hyp 含量。以正常大鼠为对象，以胆汁分泌量为指标，结果表明：受试药物能显著增加正常大鼠胆汁分泌量。

4. 抗乙肝病毒

本研究采用鸭乙型肝炎模型，考察田基黄提取物（黄酮含量大于 50%）在体内抗鸭乙型肝炎病毒的作用，结果表明：田基黄提取物能显著降低乙型肝炎模型鸭血清中 DHBV – DNA 滴度、HBsAg 水平以及 AST 和 ALT 活性，且在停药后第 7 天，未见反跳现象；停药后第 7 天时肝组织 HE 染色结果亦显示，田基黄提取物能减少肝细胞的变性与坏死及炎症细胞浸润。提示田基黄提取物具有显著抗鸭乙型肝炎病毒的作用。

参考文献

［1］宋立人，胡熙名，张国镇，等．中华本草［M］．上海：上海科学技术出版社，1999：598 – 601.

［2］廖仰平，赖岳晓，叶建新，等．田基黄及其制剂的研究进展［J］．中医药导报，2012，18（3）：109 – 111.

［3］林慧，梅全喜，孔祥廉，等．田基黄在肝病中的临床应用及药理作用研究概况［J］．今日药学，2011，21（9）：550 – 552.

［4］陈天宇，余世春．田基黄化学成分及药理作用研究进展［J］．现代中药研究与实践，2009，23（2）：78 – 80.

［5］毕红征，章金涛，黄国钧，等．HG 颗粒对 CCl_4 复合因素致肝纤维化大鼠血清 IL – 1 和 IL – 6 含量的影响［J］．时珍国医国药，2008，19（8）：1953 – 1954.

［6］王兵，朱平生．茵陈四苓散防治胆管结扎大鼠肝纤维化的实验研究［J］．河南中医，2005，25（7）：20 – 22.

［7］张喜德，朱钰叶，张恩户．桑蒂复肝胶囊抗鸭乙型肝炎病毒的实验研究［J］．中国中医基础医学杂志，2008，14（12）：915 – 917.

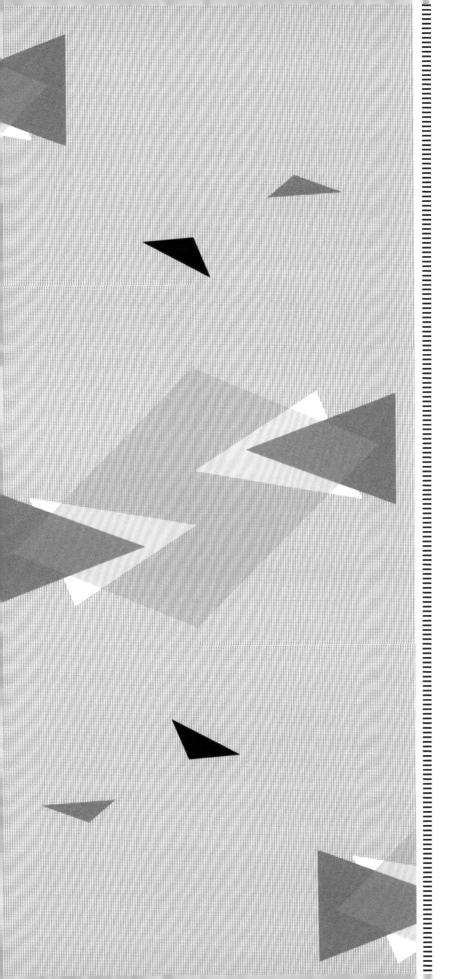

第四章　田基黄的安全性评价

第一节 研 究 概 述

根据国家食品药品监督管理总局《药物研究技术指导原则》的要求，我们对田基黄进行了安全性评价。具体内容包括：①以小鼠和犬为实验对象，进行一般药理试验研究，探讨田基黄对动物精神神经系统、呼吸系统和心血管系统的影响。②以小鼠、大鼠和犬为实验对象，采用单次经口给药，进行急性毒性试验研究，观察田基黄对动物产生的急性毒性反应。③以大鼠和犬为实验对象，采用多次经口给药，进行长期毒性试验研究，包括：一般状况、血液学指标、血液生化指标和主要脏器病理组织的观察和检查，以最大限度地获取与田基黄有关的安全性信息。

第二节 一般药理学研究

一、田基黄提取物对小鼠自主活动的影响

【实验材料】

1. 仪器

ZZ - 6 小鼠自主活动测试仪，成都泰盟科技有限责任公司研制。

2. 试药

田基黄提取物，由中山大学广州现代中药质量研究开发中心提供，棕黄色粉末，微溶于水，总黄酮含量大于 50%，密闭防潮、阴凉处保存，批号：20060616，有效期：2 年。临用时用灭菌注射用水配制成所需浓度。

3. 动物

成年健康 SPF 级昆明种小鼠 40 只，雌雄各半，体重 18 ～ 22 g。由上海斯莱克实验

动物有限责任公司提供，合格证号：SCXK（沪）2003 - 0003。采用专用小鼠笼具分笼饲养，每笼5只，塑料小鼠笼具8个，小鼠笼具专用笼架1个，饲养条件符合国标 GB 14925—2001，室温 20 ～ 25 ℃，日温差≤3 ℃，相对湿度 55% ±15%，12 h 明暗交替。动物以灭菌鼠全价颗粒饲料（上海斯莱克实验动物有限公司）喂养，自由摄食及饮水（灭菌自来水）。以笼具编号和个体编号（苦味酸染色法）区别实验动物。

【实验方法】

1. 剂量设计

按照《实验动物分组 SOP》将动物随机分 4 组，每组 10 只（雌雄各半），分别为对照组，以及田基黄提取物低、中、高剂量组。本试验按表 4 - 1 设田基黄提取物低、中、高三个剂量组，即 33 mg/kg，66 mg/kg，132 mg/kg（分别为小鼠有效剂量的 2.5 倍、5.1 倍、10.2 倍，人临床拟用剂量的 20 倍、40 倍、80 倍），对照组给予等体积灭菌注射用水。

表 4 - 1　剂量设计

组　　别	剂　量 （mg/kg）	给药体积 （mL/kg）	动　物　数	
			雄	雌
对照组	—	20	5	5
田基黄提取物低剂量组	33	20	5	5
田基黄提取物中剂量组	66	20	5	5
田基黄提取物高剂量组	132	20	5	5

2. 观察与检查

试验前 3 天每天定时将动物置于小动物自主活动仪测定室中适应 10 min。正式试验前 10 h 小鼠禁食，试验时小鼠单次经口灌胃给药后 60 min 分别从各组取相同数量的动物置于小动物自主活动仪中，适应 1 h，测定 10 h 内的活动次数和站立次数。

3. 统计分析与结果判定

活动次数及站立次数等定量指标采用"均数 ± 标准差"（$\bar{x} \pm s$）描述，小数的保留，比原始数据多一位有效数字。

采用单因素方差分析（ANOVA）分别对 KM 小鼠的活动次数、站立次数指标均数的组别差异进行统计学检验；均数差异有统计学意义时（$P < 0.05$），采用 LSD 法对组间均数的差异进行两两比较（即 ANOVA 分析后接 LSD 法两两比较）。LEVENE 方差齐性检验，提示方差不齐时（$P < 0.05$），采用非参数 Kruskal - Wallis H

检验（K－W 法）对上述指标均数的组别差异，进行统计学检验；均数差异有统计学意义时（$P < 0.05$），非参数 Mann－Whitney U 检验（M－W 法）对组间均数的差异进行两两比较（K－W 法方差分析后接 M－W 法两两比较）。

所有检验均为双侧检验 $\alpha = 0.05$。所有的统计分析，均在 SPSS for Windows 13.0 软件下完成。

【实验结果】

由表 4－2 可见，田基黄提取物剂量组与对照组小鼠活动次数和站立次数比较，差异无统计学意义。

表 4－2　田基黄提取物对小鼠自发活动的影响（$\bar{x} \pm s$）

组　别	动物数（只）	剂量（mg/kg）	活动次数	站立次数
对照组	10	—	27.1 ± 8.5	63.0 ± 28.7
田基黄提取物低剂量组	10	33	24.8 ± 9.3	53.0 ± 19.4
田基黄提取物中剂量组	10	66	35.8 ± 16.5	58.4 ± 30.2
田基黄提取物高剂量组	10	132	26.2 ± 8.5	56.0 ± 36.7

【结论】

在本实验室条件下，KM 种小鼠单次经口给予 33 mg/kg，66 mg/kg，132 mg/kg，对小鼠自发活动无明显影响。

二、田基黄提取物对小鼠戊巴比妥钠阈下催眠作用的影响

【实验材料】

1. 试药

田基黄提取物，由中山大学广州现代中药质量研究开发中心提供，棕黄色粉末，微溶于水，总黄酮含量大于 50%，密闭防潮、阴凉处保存，批号：20060616，有效期：2 年，临用时用灭菌注射用水配制成所需浓度。戊巴比妥钠，国药集团化学试剂有限公司提供，白色粉末，批号：WS20060401，临用时用生理盐水配制成所需浓度。

2. 动物

成年健康 SPF 级昆明种小鼠 40 只，雄性，体重 18～22 g。由上海斯莱克实验动物有限责任公司提供，合格证号：SCXK（沪）2003－0003。采用专用小鼠笼具分笼

饲养，每笼5只，塑料小鼠笼具8个，小鼠笼具专用笼架1个，饲养条件符合国标GB 14925—2001，室温20～25 ℃，日温差≤3 ℃，相对湿度55%±15%，12 h 明暗交替。动物以灭菌鼠全价颗粒饲料（上海斯莱克实验动物有限公司）喂养，自由摄食及饮水（灭菌自来水）。以笼具编号和个体编号（苦味酸染色法）区别实验动物。

【实验方法】

1. 剂量设计

按照《实验动物分组 SOP》将动物随机分4组，每组10只，雄性，分别为灭菌注射用水对照组，田基黄提取物低、中、高剂量组。本试验按表4-3设田基黄提取物低、中、高三个剂量组，即 33 mg/kg，66 mg/kg，132 mg/kg（分别为小鼠有效剂量的2.5倍、5.1倍、10.2倍，人临床拟用剂量的20倍、40倍、80倍），另设灭菌注射用水对照组。

表4-3　剂量设计

组　　别	剂　　量（mg/kg）	给药体积（mL/kg）	动　物　数（只）
对照组	—	20	10
低剂量组	33	20	10
中剂量组	66	20	10
高剂量组	132	20	10

2. 观察与检查

通过预试，确定戊巴比妥钠90%～100%小鼠翻正反射不消失的最高剂量为 35 mg/kg（腹腔注射）。正式试验前 10 h 小鼠禁食，试验时小鼠单次经口灌胃给予田基黄提取物及灭菌注射用水，给药后 60 min 小鼠按预试确定剂量腹腔注射戊巴比妥钠溶液（给药体积 10 mL/kg）。将动物置于平坦表面，以动物翻正反射消失的时间作为入睡时间，以翻正反射消失达 1 min 以上作为入睡指标，观察并记录各组入睡小鼠的数量。

3. 统计分析与结果判定

动物入睡个数采用频数计数描述。采用确切概率法卡方检验后接卡方分割确切概率法检验，对指标分布的组别差异，进行统计学检验。所有的统计分析，均在 SPSS for Windows 13.0 软件下完成。

【实验结果】

由表4-4可见，田基黄提取物各剂量组及对照组均无动物入睡，入睡率均为0。

表 4 - 4　田基黄提取物对小鼠戊巴比妥钠入睡率的影响 $(\bar{x} + s)$

组　　　别	剂　　量 (mg/kg)	入睡动物数 (只)	入　睡　率
对照组	—	0	0
田基黄提取物低剂量组	33	0	0
田基黄提取物中剂量组	66	0	0
田基黄提取物高剂量组	132	0	0

【结论】

在本实验室条件下，KM 种小鼠单次经口给予 33 mg/kg，66 mg/kg，132 mg/kg 的田基黄提取物，对戊巴比妥钠阈下催眠作用无明显影响。

三、田基黄提取物对阈上剂量戊巴比妥钠所致小鼠睡眠时间影响

【实验材料】

1. 试药

田基黄提取物，由中山大学广州现代中药质量研究开发中心提供，棕黄色粉末，微溶于水，总黄酮含量大于 50%，密闭防潮、阴凉处保存，批号：20060616，有效期：2 年，临用时用灭菌注射用水配制成所需浓度。戊巴比妥钠，国药集团化学试剂有限公司提供，白色粉末，批号：WS20060401，临用时用生理盐水配制成所需浓度。

2. 动物

成年健康 SPF 级昆明种小鼠 40 只，雄性，体重 18 ～ 22 g。由上海斯莱克实验动物有限责任公司提供，合格证号：SCXK（沪）2003 - 0003。采用专用小鼠笼具分笼饲养，每笼 5 只，塑料小鼠笼具 8 个，小鼠笼具专用笼架 1 个，饲养条件符合国标 GB 14925—2001，室温 20 ～ 25 ℃，日温差 ≤3 ℃，相对湿度 55% ±15%，12 h 明暗交替。动物以灭菌鼠全价颗粒饲料（上海斯莱克实验动物有限公司）喂养，自由摄食及饮水（灭菌自来水）。以笼具编号和个体编号（苦味酸染色法）区别实验动物。

【实验内容】

1. 剂量设计

按照《实验动物分组 SOP》规定将动物随机分 4 组，每组 10 只，雄性，分别

为灭菌注射用水对照组,以及田基黄提取物低、中、高剂量组。本试验按表4-5设田基黄提取物低、中、高三个剂量组,即33 mg/kg,66 mg/kg,132 mg/kg(分别为小鼠有效剂量的2.5倍、5.1倍、10.2倍,人临床拟用剂量的20倍、40倍、80倍),另设灭菌注射用水对照组。

表4-5 剂量设计

组 别	剂 量 (mg/kg)	给药体积 (mL/kg)	动 物 数 (只)
对照组	—	20	10
低剂量组	33	20	10
中剂量组	66	20	10
高剂量组	132	20	10

2. 观察与检查

通过预试,确定戊巴比妥钠100%使小鼠入睡的最低剂量为60 mg/kg(腹腔注射)。正式试验前10 h小鼠禁食,试验时小鼠单次经口灌胃给予相应浓度田基黄提取物及灭菌注射用水,给药后60 min小鼠按预试确定剂量腹腔注射戊巴比妥钠溶液(给药体积10 mL/kg)。将动物置于平坦表面,以动物翻正反射消失的时间作为入睡时间,从翻正反射消失至恢复时间为睡眠时间,记录动物的睡眠持续时间。

3. 统计分析与结果判定

动物睡眠时间采用"均数±标准差"($\bar{x}+s$)描述,小数的保留,比原始数据多一位有效数字。

采用单因素方差分析(ANOVA)对KM小鼠的睡眠时间均数的组别差异,进行统计学检验;均数差异有统计学意义时($P<0.05$),采用LSD法对组间均数的差异进行两两比较(即ANOVA分析后接LSD法两两比较)。LEVENE方差齐性检验,提示方差不齐时($P<0.05$),采用非参数Kruskal-Wallis H检验(K-W法)对上述指标均数的组别差异,进行统计学检验;均数差异有统计学意义时($P<0.05$),非参数Mann-Whitney U检验(M-W法)对组间均数的差异进行两两比较(K-W法方差分析后接M-W法两两比较)。

所有检验均为双侧检验$\alpha=0.05$。所有的统计分析,均在SPSS for Windows 13.0软件下完成。

【实验结果】

由表4-6可见,田基黄提取物各剂量组与对照组小鼠睡眠时间比较,差异无统计学意义。

表 4 - 6 田基黄提取物对小鼠戊巴比妥钠睡眠时间的影响 $(\bar{x} + s)$

组 别	剂 量 (mg/kg)	睡 眠 时 间 (min)
灭菌注射用水对照组	—	156.6 ± 15.2
田基黄提取物低剂量组	33	150.5 ± 27.0
田基黄提取物中剂量组	66	140.9 ± 32.4
田基黄提取物高剂量组	132	153.8 ± 25.4

【结论】

在本实验室条件下，KM 种小鼠单次经口给予 33 mg/kg，66 mg/kg，132 mg/kg，对戊巴比妥钠催眠作用无明显影响。

四、田基黄提取物对 Beagle 犬心血管及呼吸系统的影响

【实验材料】

1. 仪器

RM6240 四道生理记录仪，成都仪器厂生产。

2. 试药

田基黄提取物，由中山大学广州现代中药质量研究开发中心提供，棕黄色粉末，微溶于水，总黄酮含量大于 50%，密闭防潮、阴凉处保存，批号：20060616，有效期：2 年。临用时用灭菌注射用水配制成所需浓度。

3. 动物

普通级成年健康 Beagle 犬 24 只，雌雄各半，体重 7.0 ～ 10.0 kg，由四川省医学科学院四川省人民医院实验动物研究所提供，生产许可证号：SCXK（川）2004 - 15。Beagle 犬饲养于国家成都中药安全性评价中心普通动物房，实验前动物适应环境并进行驱虫治疗，选择健康（雌性须未孕）动物作为受试动物，不锈钢犬笼分笼饲养，饲养条件符合国标 GB 14925—2001，室温 21 ± 5 ℃，相对湿度 55% ± 15%，12 h 明暗交替。动物以犬配合饲料（四川省医科院实验动物研究所提供，符合实验动物犬配合饲料国家标准 2001）喂养，自来水自由饮用。动物挂颈牌和笼上贴标签作为动物识别标记。

【实验内容】

1. 分组及剂量设计

按照《实验动物分组 SOP》规定将动物随机分 4 组，每组 6 只（雌雄各半），分别为灭菌注射用水对照组，田基黄提取物低、中、高剂量组。本试验按表 4 − 7 设低、中、高三个剂量组，即 6 mg/kg, 49.5 mg/kg, 148.5 mg/kg（分别为人临床拟用剂量的 3.6 倍、30 倍、90 倍）。另设灭菌注射用水为溶剂对照组。

表 4 − 7　剂量设计

组　　别	剂　　量 (mg/kg)	给 药 体 积 (mL/kg)	动　物　数	
			雌	雄
对照组	—	3	3	3
低剂量组	6	3	3	3
中剂量组	49.5	3	3	3
高剂量组	148.5	3	3	3

2. 动物麻醉与仪器连接

Beagle 犬经戊巴比妥钠麻醉（25 mg/kg，静脉注射）后固定于手术台上，于四肢末端安装检测电极，接入生理记录仪，记录肢体 II 导联；同时将呼吸传感器缠绕于 Beagle 犬的剑突位置，连接于生理记录仪；分离 Beagle 犬股动脉，插管后连接压力传感器，并将传感器连接于生理记录仪上。分别记录各时间点肢体 II 导联心电图、呼吸频率和呼吸幅度以及血压（收缩压、舒张压、平均动脉压）各参数，并在整个试验过程中用戊巴比妥钠维持麻醉。

3. 观察指标

分别记录各组 Beagle 犬给药前及给药后 30 min, 60 min, 90 min, 120 min, 180 min, 240 min, 300 min 的收缩压、舒张压、平均动脉压、呼吸频率、呼吸幅度及 II 导联 P、R、T、QRS 波和 PR、QT 间期。

4. 统计方法

Beagle 犬的呼吸、血压及心电图各指标采用"均数 ± 标准差"（$\bar{x} + s$）描述。采用随机区组方差分析分别对各组麻醉 Beagle 犬的呼吸、血压及心电图指标均数同组别不同时间点的差异进行统计学检验。时点均数差异有统计学意义时（$P < 0.05$），

采用 LSD 法对给药后各时点与给药前均数的差异进行两两比较。

所有检验均为双侧检验 $\alpha = 0.05$。所有的统计分析，均在 SPSS for Windows 13.0 软件下完成。

【实验结果】

1. 田基黄提取物对 Beagle 犬呼吸、血压的影响

由表 4 – 8 可见：低剂量组，给药 180 min，240 min 及 300 min 的收缩压高于给药前，240 min 及 300 min 时的舒张压和平均压高于给药前。以上差异有统计学意义 （$P < 0.05$），但其值均在该年龄段 Beagle 犬正常值范围之内，且其升高或降低无剂量反应关系，可能为动物在麻醉深度不同时的波动所致，与本供试品无关。其余各组动物各指标各时间点与给药前比较，其差异均无统计学意义 （$P > 0.05$）。

2. 田基黄提取物对 Beagle 犬心电图 （Ⅱ导联）的影响

由表 4 – 9、表 4 – 10 可见：对照组给药 120 min，180 min 的 P – R 间期低于给药前，给药 300 min 的 Q – T 间期低于给药前；低剂量组给药 240 min 的 P – R 间期低于给药前；中剂量组给药 120 min 的 QRS 波时间低于给药前；高剂量组给药 180 min，240 min，300 min 的 QRS 波时间低于给药前。以上差异虽有统计学意义 （$P < 0.05$），但均是由于动物在相应时间点的心率相对给药前较快而引起的正常缩短，其值在该年龄段 Beagle 犬正常值范围之内，均无生物学意义。其余指标各组动物各时间点与给药前相比差异均无统计学意义。

表 4 – 8　田基黄提取物对 Beagle 犬血压、呼吸的影响 （$\bar{x} \pm s$）

组别	测定时间 （min）	动物数 （只）	呼吸频率 （次/分）	呼吸幅度 （cm）	收缩压 （mmHg）	舒张压 （mmHg）	平均压 （mmHg）
对照组	给药 0	6	23.8 ± 7.4	3.252 ± 1.792	174.2 ± 25.3	118.7 ± 16.4	139.8 ± 17.6
	给药 30	6	28.2 ± 11.0	3.265 ± 0.936	170.5 ± 24.1	118.2 ± 11.4	137.7 ± 14.4
	给药 60	6	30.3 ± 9.5	3.408 ± 1.393	171.0 ± 23.5	116.8 ± 16.5	136.8 ± 17.1
	给药 90	6	31.2 ± 10.4	3.900 ± 1.814	178.7 ± 24.7	120.8 ± 16.6	141.8 ± 17.5
	给药 120	6	30.0 ± 8.9	4.108 ± 1.844	176.7 ± 25.0	121.8 ± 14.1	141.7 ± 15.6
	给药 180	6	30.8 ± 5.1	3.892 ± 1.856	178.3 ± 23.6	122.0 ± 14.8	142.2 ± 16.0
	给药 240	6	28.2 ± 8.0	4.168 ± 2.223	179.7 ± 23.2	122.8 ± 15.8	143.5 ± 16.3
	给药 300	6	22.8 ± 3.2	4.238 ± 1.466	178.2 ± 15.1	124.5 ± 8.3	143.5 ± 9.6

续上表

组别	测定时间（min）	动物数（只）	呼吸频率（次/分）	呼吸幅度（cm）	收缩压（mmHg）	舒张压（mmHg）	平均压（mmHg）
低剂量组	给药 0	6	30.7 ± 14.6	2.582 ± 0.884	160.2 ± 21.7	108.8 ± 17.5	127.5 ± 18.8
	给药 30	6	29.0 ± 12.5	3.165 ± 0.989	162.5 ± 22.4	110.2 ± 16.0	128.3 ± 17.3
	给药 60	6	30.5 ± 11.9	2.577 ± 1.006	163.0 ± 22.1	111.0 ± 18.1	129.0 ± 18.7
	给药 90	6	31.7 ± 11.6	2.428 ± 1.300	168.3 ± 21.3	114.5 ± 15.3	133.7 ± 16.6
	给药 120	6	32.8 ± 13.4	1.900 ± 0.725	164.3 ± 23.9	117.2 ± 11.5	134.3 ± 14.7
	给药 180	6	30.5 ± 14.1	2.422 ± 1.059	171.7 ± 16.7 *	116.2 ± 13.4	136.0 ± 13.3
	给药 240	6	32.7 ± 9.3	2.823 ± 1.308	177.2 ± 18.2 *	121.5 ± 14.1 *	140.8 ± 13.8 *
	给药 300	6	26.3 ± 7.4	2.743 ± 1.039	175.3 ± 9.2 *	123.3 ± 6.7 *	141.8 ± 7.9 *
中剂量组	给药 0	6	24.2 ± 4.7	2.902 ± 0.563	185.7 ± 23.3	124.8 ± 15.1	146.7 ± 17.0
	给药 30	6	26.2 ± 6.9	2.978 ± 1.297	183.7 ± 27.4	122.8 ± 18.6	144.7 ± 20.9
	给药 60	6	24.8 ± 5.2	2.795 ± 0.783	179.0 ± 22.1	120.7 ± 17.4	141.5 ± 18.3
	给药 90	6	24.0 ± 3.0	2.820 ± 0.445	183.8 ± 11.9	125.3 ± 10.3	146.7 ± 10.9
	给药 120	6	27.0 ± 6.0	3.213 ± 1.340	184.3 ± 19.6	124.8 ± 16.1	146.0 ± 17.0
	给药 180	6	28.5 ± 16.7	3.242 ± 1.636	182.0 ± 21.9	127.0 ± 11.0	147.2 ± 14.1
	给药 240	6	28.8 ± 11.2	2.932 ± 1.124	187.2 ± 25.1	128.5 ± 13.8	148.5 ± 17.0
	给药 300	6	26.0 ± 9.8	2.582 ± 1.089	186.5 ± 28.6	128.5 ± 16.4	148.2 ± 19.6
高剂量组	给药 0	6	34.5 ± 23.7	3.553 ± 2.157	169.0 ± 29.7	116.0 ± 22.9	135.8 ± 25.1
	给药 30	6	32.2 ± 20.6	3.073 ± 1.921	170.2 ± 30.0	112.7 ± 22.4	134.2 ± 25.3
	给药 60	6	31.5 ± 15.0	2.717 ± 1.515	171.0 ± 31.1	112.0 ± 24.0	134.2 ± 25.6
	给药 90	6	36.2 ± 20.1	2.745 ± 1.452	175.5 ± 24.8	117.5 ± 19.2	139.5 ± 20.5
	给药 120	6	36.5 ± 10.9	2.632 ± 1.254	179.2 ± 24.9	119.3 ± 17.4	141.7 ± 19.9
	给药 180	6	30.5 ± 10.5	3.148 ± 1.371	180.3 ± 21.0	122.7 ± 14.5	143.8 ± 16.2
	给药 240	6	26.3 ± 10.1	3.247 ± 1.753	178.0 ± 18.3	122.3 ± 12.2	142.0 ± 13.7
	给药 300	6	29.0 ± 7.9	3.463 ± 2.250	182.5 ± 20.9	124.0 ± 13.8	144.5 ± 14.7

* 与给药 0 min 相比，均数的差异有统计学意义（$P < 0.05$）。

表 4-9 田基黄提取物对麻醉 Beagle 犬心电图的影响之一 $(\bar{x} \pm s)$

组别	测定时间（min）	动物数（只）	心率（次/分）	P 波幅度（mV）	P 波时间（ms）	PR 间期时间（ms）	QRS 波时间（ms）
对照组	给药 0	6	203.8 ± 31.1	0.327 ± 0.047	50.3 ± 3.4	76.7 ± 6.0	55.3 ± 6.9
	给药 30	6	198.7 ± 33.0	0.325 ± 0.022	50.3 ± 2.7	75.0 ± 7.9	59.0 ± 3.7
	给药 60	6	207.8 ± 17.1	0.342 ± 0.039	49.0 ± 5.5	74.0 ± 6.9	59.0 ± 5.9
	给药 90	6	207.2 ± 27.7	0.327 ± 0.068	48.0 ± 4.2	74.0 ± 9.2	57.0 ± 5.2
	给药 120	6	213.8 ± 17.4	0.325 ± 0.063	47.3 ± 3.9	72.0 ± 7.8 *	58.0 ± 3.6
	给药 180	6	214.8 ± 8.6	0.322 ± 0.056	46.0 ± 4.9	68.3 ± 8.5 *	56.7 ± 5.2
	给药 240	6	205.8 ± 29.6	0.285 ± 0.045	45.3 ± 2.7	72.7 ± 11.4	55.0 ± 4.9
	给药 300	6	201.3 ± 10.6	0.293 ± 0.066	45.3 ± 4.1	72.7 ± 8.2	55.3 ± 5.5
低剂量组	给药 0	6	203.5 ± 29.5	0.330 ± 0.052	48.0 ± 4.2	79.7 ± 9.1	54.7 ± 4.5
	给药 30	6	198.8 ± 25.0	0.342 ± 0.052	49.0 ± 4.7	79.0 ± 7.1	53.7 ± .8
	给药 60	6	200.2 ± 26.6	0.325 ± 0.064	49.0 ± 9.0	78.7 ± 9.9	57.0 ± 5.8
	给药 90	6	205.0 ± 23.8	0.342 ± 0.044	48.3 ± 5.4	78.7 ± 6.5	53.7 ± 4.8
	给药 120	6	208.2 ± 22.9	0.345 ± 0.079	50.7 ± 6.8	79.0 ± 6.8	53.7 ± 6.4
	给药 180	6	211.7 ± 32.6	0.372 ± 0.069	48.0 ± 3.3	76.0 ± 5.1	52.3 ± 6.6
	给药 240	6	221.0 ± 12.1	0.342 ± 0.017	45.0 ± 3.0	71.7 ± 5.0 *	52.7 ± 4.1
	给药 300	6	202.8 ± 15.5	0.328 ± 0.033	45.3 ± 3.0	75.7 ± 5.6	52.0 ± 4.2
中剂量组	给药 0	6	206.0 ± 8.1	0.308 ± 0.096	44.0 ± 5.5	70.0 ± 4.2	61.3 ± 5.6
	给药 30	6	203.0 ± 10.1	0.305 ± 0.069	46.7 ± 3.3	72.7 ± 3.9	62.0 ± 5.8
	给药 60	6	200.7 ± 6.2	0.300 ± 0.083	46.0 ± 3.6	72.3 ± 7.2	62.7 ± 5.8
	给药 90	6	201.3 ± 12.0	0.300 ± 0.075	45.7 ± 2.9	71.7 ± 3.4	62.3 ± 5.1
	给药 120	6	202.0 ± 7.2	0.307 ± 0.094	45.7 ± 4.6	71.3 ± 4.1	58.3 ± 3.7 *
	给药 180	6	196.5 ± 19.3	0.295 ± 0.080	44.7 ± 6.4	71.3 ± 6.3	60.7 ± 3.3
	给药 240	6	203.5 ± 19.3	0.307 ± 0.097	43.3 ± 6.0	68.3 ± 4.3	58.7 ± 3.3
	给药 300	6	192.0 ± 30.9	0.297 ± 0.102	43.7 ± 3.4	73.0 ± 7.5	59.0 ± 3.7
高剂量组	给药 0	6	198.0 ± 40.0	0.297 ± 0.057	46.3 ± 6.1	75.0 ± 2.8	63.0 ± 4.5
	给药 30	6	201.3 ± 41.4	0.305 ± 0.064	47.0 ± 5.2	75.3 ± 3.0	60.3 ± 6.9
	给药 60	6	205.7 ± 35.7	0.302 ± 0.042	47.3 ± 6.7	74.3 ± 5.6	60.7 ± 4.7
	给药 90	6	209.5 ± 29.0	0.313 ± 0.032	44.7 ± 7.2	74.7 ± 5.0	60.3 ± 5.4
	给药 120	6	215.5 ± 34.4	0.293 ± 0.038	44.0 ± 7.5	70.7 ± 5.8	60.3 ± 2.7
	给药 180	6	217.2 ± 22.7	0.265 ± 0.046	41.0 ± 4.5	70.3 ± 3.7	58.3 ± 2.9 *
	给药 240	6	207.7 ± 19.6	0.260 ± 0.048	45.0 ± 4.5	72.3 ± 5.0	58.3 ± 4.1 *
	给药 300	6	221.0 ± 17.5	0.273 ± 0.054	41.7 ± 5.1	71.7 ± 6.6	56.3 ± 4.6 *

* 与给药 0 min 相比，均数的差异有统计学意义 $(P < 0.05)$。

表 4 - 10　田基黄提取物对麻醉 Beagle 犬心电图的影响之二 ($\bar{x} \pm s$)

组别	测定时间 （min）	动物数 （只）	Q - T 间期 （ms）	R 波幅度 （mV）	T 波幅度 （mV）	T 波时间 （ms）
灭菌 注射 用水 对照 组	给药 0	6	179.0 ± 32.8	0.938 ± 0.417	0.193 ± 0.058	97.7 ± 30.2
	给药 30	6	185.7 ± 31.5	0.950 ± 0.499	0.182 ± 0.060	101.7 ± 31.1
	给药 60	6	177.3 ± 27.2	0.953 ± 0.443	0.175 ± 0.070	96.0 ± 28.3
	给药 90	6	178.3 ± 27.4	1.032 ± 0.512	0.160 ± 0.055	94.7 ± 23.0
	给药 120	6	169.7 ± 25.9	1.007 ± 0.506	0.177 ± 0.076	87.7 ± 22.3
	给药 180	6	169.3 ± 21.4	0.983 ± 0.488	0.202 ± 0.095	92.0 ± 19.2
	给药 240	6	165.3 ± 22.4	1.002 ± 0.545	0.180 ± 0.056	89.0 ± 19.5
	给药 300	6	165.0 ± 19.5 ＊	0.930 ± 0.489	0.157 ± 0.075	84.3 ± 14.0
低剂 量组	给药 0	6	181.0 ± 22.8	0.913 ± 0.185	0.218 ± 0.021	91.7 ± 16.4
	给药 30	6	189.3 ± 18.4	0.927 ± 0.206	0.203 ± 0.033	96.3 ± 13.7
	给药 60	6	191.3 ± 16.4	0.948 ± 0.244	0.210 ± 0.040	99.0 ± 11.7
	给药 90	6	182.3 ± 11.0	0.990 ± 0.247	0.222 ± 0.041	94.7 ± 14.1
	给药 120	6	185.7 ± 16.8	0.957 ± 0.243	0.223 ± 0.033	103.3 ± 16.0
	给药 180	6	181.7 ± 19.5	0.932 ± 0.234	0.245 ± 0.042	96.0 ± 14.5
	给药 240	6	169.0 ± 13.3	0.932 ± 0.199	0.218 ± 0.055	87.3 ± 15.4
	给药 300	6	172.7 ± 17.8	1.000 ± 0.203	0.217 ± 0.068	88.3 ± 17.3
中剂 量组	给药 0	6	175.0 ± 21.0	1.125 ± 0.502	0.183 ± 0.116	76.0 ± 30.5
	给药 30	6	175.3 ± 24.6	1.185 ± 0.527	0.180 ± 0.116	73.7 ± 26.5
	给药 60	6	175.0 ± 18.4	1.147 ± 0.492	0.193 ± 0.099	78.7 ± 30.8
	给药 90	6	176.0 ± 23.8	1.102 ± 0.492	0.182 ± 0.114	80.3 ± 32.8
	给药 120	6	178.0 ± 24.6	1.170 ± 0.527	0.172 ± 0.099	75.0 ± 26.6
	给药 180	6	179.3 ± 33.9	1.165 ± 0.475	0.187 ± 0.118	76.7 ± 26.5
	给药 240	6	167.0 ± 25.3	1.110 ± 0.462	0.195 ± 0.127	72.3 ± 28.4
	给药 300	6	184.3 ± 44.4	1.093 ± 0.462	0.193 ± 0.109	81.7 ± 27.2
高剂 量组	给药 0	6	172.0 ± 34.3	1.037 ± 0.392	0.163 ± 0.084	87.7 ± 35.2
	给药 30	6	179.7 ± 28.3	1.070 ± 0.343	0.155 ± 0.093	88.3 ± 27.7
	给药 60	6	174.7 ± 28.9	1.037 ± 0.386	0.155 ± 0.100	84.0 ± 18.3
	给药 90	6	160.3 ± 17.0	1.085 ± 0.438	0.160 ± 0.060	77.0 ± 15.4
	给药 120	6	158.7 ± 21.9	1.102 ± 0.420	0.167 ± 0.076	75.3 ± 23.2
	给药 180	6	156.7 ± 20.0	1.013 ± 0.342	0.167 ± 0.086	74.0 ± 15.9
	给药 240	6	159.0 ± 13.4	0.992 ± 0.361	0.170 ± 0.076	73.0 ± 11.8
	给药 300	6	154.0 ± 18.2	1.003 ± 0.270	0.168 ± 0.074	70.7 ± 9.9

＊与给药 0 min 相比，均数的差异有统计学意义（$P < 0.05$）。

【结论】

在本实验室条件下，麻醉 Beagle 犬单次经口给予 6 mg/kg，49.5 mg/kg，148.5 mg/kg 的田基黄提取物，对其呼吸、心血管系统没有明显影响。

第三节 急性毒性试验研究

一、小鼠单次经口给予田基黄提取物急性毒性试验

【实验材料】

1. 试药

田基黄提取物，由中山大学广州现代中药质量研究开发中心提供，棕黄色粉末，微溶于水，总黄酮含量大于 50%，密闭防潮、阴凉处保存，批号：20060616，有效期：2 年。供试品配制：临用时用灭菌注射用水配制成所需浓度。

2. 动物

SPF 级 KM 小鼠 24 只，雌雄各半，体重 18 ~ 22 g，由上海斯莱克实验动物有限责任公司提供，许可证号：SCXK（沪）2003 - 0003。小鼠饲养于国家成都中药安全性评价中心 SPF 小动物房，饲养条件符合国标 GB 14925—2001。温度 20 ~ 25 ℃，相对湿度 55% ±15%。^{60}Co 辐照小鼠全价颗粒饲料（上海斯莱克实验动物有限公司）喂养，自由摄水（高压蒸汽灭菌自来水）。笼具挂牌及苦味酸标记作为动物识别标记。

【实验内容】

1. 试验设计

按照《实验动物分组 SOP》进行动物的随机分组，分别为灭菌注射用水对照组、田基黄提取物剂量组。临床拟用途径为口服，故本试验选用灌胃给药方法。人临床拟用剂量为 1.65 mg/kg。本试验设计给药剂量为 8.88 g/kg，为临床拟用剂量的 5382 倍。本试验按表 4 - 11 设给药组及对照组，每组 12 只动物，雌雄各半。给药组按可通过灌胃针最大浓度 222 mg/mL、给药容积 40 mL/kg 灌胃给药，对照组

灌胃给予等体积灭菌注射用水。

表4-11 剂量设计

组 别	剂量 (g/kg)	相当于临床拟用剂量倍数	给药浓度 (mg/mL)	给药体积 (mL/kg)	动物数（只） 雌	动物数（只） 雄
灭菌注射用水对照组	—	—	—	40	6	6
田基黄提取物剂量组	8.88	5382	222	40	6	6

2. 观察与检查

每日观察并记录小鼠的外观、精神状态、呼吸、皮肤被毛、粪尿、眼、耳、鼻、口腔、生殖器等一般情况及其他中毒表现和死亡情况。每两天测定小鼠体重一次，每周测定小鼠摄食量一次，连续观察14天。体重指标采用 SPSS 13.0 统计软件进行 t 检验分析，$P < 0.05$ 为差异有统计学意义。

【实验结果】

1. 一般状况及死亡情况

给药后直至第14天，各动物精神及行为活动状况良好、皮肤被毛清洁、大小便正常，亦未见其他毒性反应症状。观察结束后大体解剖也未见脏器异常。

2. 体重

由表4-12可见，田基黄提取物雄鼠在各时间点体重与灭菌注射用水对照组雄鼠体重相比，差异无统计学意义（$P > 0.05$），认为田基黄提取物经口灌胃给药对雄鼠体重无明显影响。

表4-12 田基黄提取物单次经口灌胃给药对雄性 KM 小鼠体重的影响（$\bar{x} \pm s$, g）

组 别	动物数（只）	第1天	第3天	第5天	第7天
灭菌注射用水组	6	20.28 ± 1.56	25.97 ± 1.66	28.60 ± 1.49	33.88 ± 1.56
田基黄提取物给药组	6	19.32 ± 0.23	25.53 ± 0.67	29.42 ± 1.02	33.22 ± 1.56
灭菌注射用水组	6	36.78 ± 1.43	38.97 ± 0.90	41.08 ± 1.13	41.73 ± 1.22
田基黄提取物给药组	6	35.87 ± 1.98	38.78 ± 2.22	39.47 ± 2.30	40.82 ± 2.26

由表 4 - 13 可见，田基黄提取物雌鼠在各时间点体重与灭菌注射用水组雌鼠体重相比，差异无统计学意义（$P > 0.05$），认为田基黄提取物经口灌胃给药对雌鼠体重无明显影响。

表 4 - 13　田基黄提取物单次经口灌胃给药对雌性 KM 小鼠体重的影响（$\bar{x} \pm s$, g）

组　　别	动物数（只）	第 1 天	第 3 天	第 5 天	第 7 天
灭菌注射用水组	6	19.25 ± 0.26	24.27 ± 0.69	28.35 ± 1.29	30.15 ± 1.68
田基黄提取物给药组	6	19.33 ± 0.49	24.28 ± 0.60	27.42 ± 0.87	29.42 ± 1.47
灭菌注射用水组	6	31.72 ± 1.98	32.72 ± 2.10	33.25 ± 2.47	34.20 ± 1.58
田基黄提取物给药组	6	30.10 ± 1.43	31.15 ± 1.43	31.98 ± 2.06	33.38 ± 1.97

3. 摄食量

由表 4 - 14、表 3 - 15 可见，田基黄提取物经口灌胃给药对雌、雄鼠摄食量均无明显影响。

表 4 - 14　田基黄提取物单次经口灌胃给药对雄性 KM 小鼠摄食量的影响（$\bar{x} \pm s$, g）

组　　别	第 1 天	第 7 天	第 15 天
灭菌注射用水组	6.9	8.0	9.0
田基黄提取物给药组	6.8	8.0	9.0

表 4 - 15　田基黄提取物单次经口灌胃给药对雌性 KM 小鼠摄食量的影响（$\bar{x} \pm s$, g）

组　　别	第 1 天	第 7 天	第 15 天
灭菌注射用水组	7.3	7.9	8.8
田基黄提取物给药组	7.3	7.8	7.8

【结论】

在本实验室条件下，KM 小鼠以最大浓度 222 mg/mL，最大体积 40 mL/kg 单次经口灌胃 8.88 g/kg（为临床拟用剂量的 5382 倍）的田基黄提取物，14 天观察期内，小鼠未出现死亡，精神及行为活动状况良好，皮肤被毛清洁，大小便正常，体重增长正常，摄食量未见异常。观察结束后大体解剖未见脏器异常。

二、SD 大鼠经口给予田基黄提取物急性毒性试验

【实验材料】

1. 试药

田基黄提取物，由中山大学广州现代中药质量研究开发中心提供，棕黄色粉末，微溶于水，总黄酮含量大于 50%，密闭防潮、阴凉处保存，批号：20060616，有效期：2 年。供试品配制：临用时用灭菌注射用水配制成所需浓度。

2. 动物

SPF 级 SD 大鼠 24 只，雌雄各半，体重 130～150 g，上海西普尔必凯实验动物有限公司提供〔生产许可证号：SCXK（沪）－2003－0002〕。大鼠饲养于国家成都中药安全性评价中心 SPF 小动物房，饲养条件符合国标 GB 14925—2001。温度20～25 ℃，相对湿度 55%±15%。^{60}Co 辐照大鼠全价颗粒饲料（上海斯莱克实验动物有限公司）饲养，自由摄水（高压蒸汽灭菌自来水）。笼具挂牌及苦味酸标记作为动物识别标记。

【实验内容】

1. 试验设计

按照《实验动物分组 SOP》进行动物的随机分组，分别为灭菌注射用水对照组、田基黄提取物剂量组。临床拟用途径为口服，故本试验选用灌胃给药方法。人临床拟用剂量为 1.65 mg/kg。试验设计给药组及对照组，每组 12 只动物，雌雄各半。按表 4－16，药物组给药剂量为 4.44 g/kg（为临床拟用剂量的 2691 倍），按可通过灌胃针的最大浓度 222 mg/mL、给药容积 20 mL/kg 灌胃给药。对照组灌胃给予等体积灭菌注射用水（详见表 4－16）。

表 4－16　剂量设计

组　别	剂量（g/kg）	相当于临床拟用剂量倍数	给药浓度（mg/mL）	给药体积（mL/kg）	动物数（只）雌	雄
灭菌注射用水对照组	—	—	—	20	6	6
田基黄提取物剂量组	4.44	2691	222	20	6	6

2. 观察与检查

每日观察并记录大鼠的外观、精神状态、呼吸、皮肤被毛、粪尿、眼、耳、

鼻、口腔、生殖器等一般情况及其他中毒表现和死亡情况。每两天测定大鼠体重一次，每周测定大鼠摄食量一次，连续观察 14 天。体重指标采用 SPSS 13.0 统计软件进行 t 检验分析，$P < 0.05$ 为差异有统计学意义。

【实验结果】

1. 一般状况及死亡情况

给药后直至第 14 天，各动物精神及行为活动状况良好、皮肤被毛清洁、大小便正常，亦未见其他毒性反应症状。观察结束后大体解剖未见脏器明显异常。

2. 体重

由表 4 - 17 可见，田基黄提取物雄鼠在各时间点体重与灭菌注射用水对照组雄鼠体重相比，差异无统计学意义（$P > 0.05$），认为田基黄提取物经口灌胃给药对雄鼠体重无明显影响。

表 4 - 17　田基黄提取物单次经口灌胃给药对雄性 SD 大鼠体重的影响（$\bar{x} \pm s$, g）

组　　别	动物数（只）	第 1 天	第 3 天	第 5 天	第 7 天
灭菌注射用水组	6	138.93 ± 2.29	167.63 ± 2.94	187.13 ± 3.18	199.35 ± 4.38
田基黄提取物给药组	6	140.15 ± 4.38	169.38 ± 1.66	190.33 ± 2.17	197.87 ± 3.62
灭菌注射用水组	6	215.40 ± 5.01	239.87 ± 3.79	254.27 ± 5.47	268.43 ± 4.80
田基黄提取物给药组	6	217.78 ± 3.76	244.68 ± 6.45	257.60 ± 8.06	272.13 ± 8.97

由表 4 - 18 可见，田基黄提取物雌鼠在各时间点体重与灭菌注射用水组雌鼠体重相比，差异无统计学意义（$P > 0.05$），认为田基黄提取物经口灌胃给药对雌鼠体重无明显影响。

表 4 - 18　田基黄提取物单次经口灌胃给药对雌性 SD 大鼠体重的影响（$\bar{x} \pm s$, g）

组　　别	动物数（只）	1 天	3 天	5 天	7 天
灭菌注射用水组	6	130.07 ± 2.87	150.70 ± 2.76	158.58 ± 5.73	168.47 ± 4.95
田基黄提取物给药组	6	132.33 ± 3.74	152.65 ± 4.93	161.22 ± 6.22	173.07 ± 9.25
灭菌注射用水组	6	175.28 ± 5.23	187.28 ± 5.54	193.75 ± 7.43	200.38 ± 9.85
田基黄提取物给药组	6	177.02 ± 5.50	189.65 ± 6.02	192.98 ± 4.82	206.03 ± 8.72

3. 摄食量

由表 4 - 19、表 4 - 20 可见，田基黄提取物经口灌胃给药对雌、雄鼠平均摄食量无明显影响。

表 4-19　田基黄提取物单次经口灌胃给药对雄性 SD 大鼠平均摄食量的影响（$\bar{x} \pm s$, g）

组　别	第 1 天	第 7 天	第 15 天
灭菌注射用水组	28.6	31.9	29.3
田基黄提取物给药组	26.1	32.9	28.3

表 4-20　田基黄提取物单次经口灌胃给药对雌性 SD 大鼠平均摄食量的影响（g）

组　别	第 1 天	第 7 天	第 15 天
灭菌注射用水组	22.5	20.4	22.1
田基黄提取物给药组	21.3	21.3	21.6

【结论】

综上所述，在本实验室条件下，SD 大鼠以最大浓度 222 mg/mL，最大体积 20 mL/kg 单次经口灌胃 4.44 g/kg（为临床拟用剂量的 2691 倍）的田基黄提取物，14 天观察期内，大鼠未出现死亡，精神及行为活动状况良好，皮肤被毛清洁，大小便正常，体重增长正常，摄食量未见异常。观察结束后大体解剖未见脏器异常。

三、Beagle 犬经口给予田基黄提取物急性毒性试验

【实验材料】

1. 试药

田基黄提取物，由中山大学广州现代中药质量研究开发中心提供，棕黄色粉末，微溶于水，总黄酮含量大于 50%，密闭防潮、阴凉处保存，批号：20060616，有效期：2 年。供试品配制：临用时用灭菌注射用水配制成所需浓度。

2. 动物

普通级成年健康 Beagle 犬 12 只，雌雄各半，体重 5.0～7.0 kg，由广州市医药工业研究所，广东省 Beagle 犬种质资源研究开发中心提供，生产许可证号：SCXK（粤）2003-0007。Beagle 犬饲养于国家成都中药安全性评价中心普通动物房，实验前动物适应环境并进行驱虫治疗，选择健康（雌性须未孕）动物作为受试动物，不锈钢犬笼分笼饲养，饲养条件符合国标 GB 14925—2001，室温 21 ±5 ℃，相对湿

度 55% ±15%，12 h 明暗交替。犬全价营养颗粒饲料（四川省医科院实验动物研究所提供，符合实验动物犬配合饲料国家标准 2001）喂养，自来水自由饮用。动物挂颈牌和笼上贴标签作为动物识别标记。

3. 仪器

全自动血液生化分析仪（瑞士 Roche Integra 400 Plus）、全自动血细胞分析仪（意大利 Hema Screen – 18）、生化电解质仪（深圳航创 HC9883）、全自动血凝分析仪（日本 SYSMEX CA – 500）、电子秤等。

【实验内容】

1. 试验设计

按照《实验动物分组 SOP》规定将动物随机分 2 组，每组 6 只（雌雄各半），分别为灭菌注射用水对照组、田基黄提取物组（表 4 – 21）。临床拟用途径为口服，故本试验选用灌胃给药方法。人临床拟用剂量为 1.65 mg/kg，根据《人与动物及各种动物间药物等效剂量换算方法》，犬等效剂量为 2.75 mg/kg。本试验田基黄提取物组以可顺利通过犬胃管的最大浓度（165 mg/mL）最大给药容积（8 mL/kg）灌胃给药，剂量即为 1.32 g/kg，为人临床拟用剂量的 800 倍、犬有效剂量的 480 倍，对照组给予等体积灭菌注射用水。

表 4 – 21　剂量设计

组　　别	剂量 (g/kg)	相当于临床拟用剂量倍数	给药浓度 (mg/mL)	给药体积 (mL/kg)	动物数（只）雌	动物数（只）雄
灭菌注射用水对照组	—	—	—	8	3	3
田基黄提取物剂量组	1.32	800	165	8	3	3

2. 观察与检查

（1）常规指标。给药后观察动物外观体征、行为活动、腺体分泌、呼吸、粪便性状、生殖器、死亡等情况及其他中毒表现，连续观察 14 天。于 14 天观察期结束进行大体病理观察。体重给药前，给药后第 1 天、第 7 天、第 14 天测定。

（2）血液学指标。红细胞计数（RBC）、红细胞容积（HCT）、平均红细胞容积（MCV）、血红蛋白（HGB）、平均红细胞血红蛋白（MCH）、平均红细胞血红蛋白浓度（MCHC）、网织红细胞计数（RET）、白细胞计数（WBC）、血小板计数（PLT）、血小板比积（PCT）、PT（凝血酶原时间）、APTT（活化部分凝血酶时间）。给药前检测 1 次，给药后第 1 天、第 7 天、第 14 天测定。

（3）血液生化指标。天门冬氨酸氨基转移酶（AST）、谷氨酸－丙酮酸氨基转移酶（ALT）、肌酸磷酸激酶（CK）、碱性磷酸酶（ALP）、尿素氮（BUN）、总蛋白（TP）、白蛋白（ALB）、血糖（GLU）、总胆红素（T－BIL）、肌酐（CREA）、总胆固醇（CHOL）、甘油三酯（TG）、白球比（A/G）、低密度脂蛋白（LDL）、高密度脂蛋白（HDL）、钠离子浓度（Na$^+$）、钾离子浓度（K$^+$）、氯离子浓度（Cl$^-$）等。给药前检测1次，给药后第1天、第7天、第14天测定。

3. 统计分析与结果判定

体重、血液学、血生化指标均采用"均数±标准差"（$\bar{x}\pm s$）描述，小数的保留比原始数据多一位有效数字。各指标采用为双侧 t 检验 $\alpha = 0.05$，在 SPSS for Windows 13.0 软件下完成。

【实验结果】

1. 一般状况

给药后连续观察14天，所有动物未见死亡及毒性症状出现，精神状况及食欲、大小便等正常，皮毛光泽度良好，无竖毛，摄食及饮水正常。

2. 体重

由表4-22可见，田基黄提取物组体重在各时间点与灭菌注射用水对照组相比，差异无统计学意义。

表4-22　田基黄提取物对 Beagle 犬体重的影响（$\bar{x}\pm s$, kg）

组　　别	动物数（只）	给药前	第1天	第7天	第14天
对照组	6	6.15±0.66	5.79±0.68	6.25±0.69	6.62±0.70
给药组	6	6.44±0.49	6.05±0.45	6.69±0.52	7.08±0.41

3. 血液学指标

由表4-23、表4-24可见，所检测的各指标 WBC、HGB、MCH、MCHC、PLT、PCT、RBC、HCT、MCV、RET 等均未见异常。

表4－23 田基黄提取物对 Beagle 犬血液学指标的影响之一 ($\bar{x} \pm s$)

组 别	测定时间	动物数（只）	WBC (10^9/L)	HGB (g/L)	MCH (pg)	MCHC (g/L)	PLT (10^9/L)
对照组	给药前	6	10.40 ± 3.27	130.33 ± 8.29	19.48 ± 0.72	326.67 ± 9.05	416.00 ± 110.72
	第1天	6	11.46 ± 1.79	130.17 ± 13.39	19.87 ± 0.75	333.83 ± 7.99	384.83 ± 95.33
	第7天	6	11.40 ± 2.33	123.50 ± 13.63	19.05 ± 0.52	309.50 ± 7.37	312.83 ± 67.51
	第14天	6	11.81 ± 2.52	134.50 ± 11.88	19.65 ± 0.70	317.50 ± 5.36	392.83 ± 38.51
给药组	给药前	6	10.06 ± 3.62	125.33 ± 10.17	19.40 ± 0.48	331.50 ± 6.66	340.00 ± 74.88
	第1天	6	9.43 ± 2.15	127.83 ± 10.30	19.68 ± 0.77	337.00 ± 8.07	337.83 ± 67.26
	第7天	6	8.99 ± 2.13	120.17 ± 9.66	18.72 ± 0.70	310.00 ± 4.20	363.00 ± 109.84
	第14天	6	9.92 ± 1.10	130.83 ± 10.13	19.22 ± 0.64	314.83 ± 2.71	391.83 ± 106.29

表4－24 田基黄提取物对 Beagle 犬血液学指标的影响之二 ($\bar{x} \pm s$)

组 别	测定时间	动物数（只）	PCT (%)	RBC (10^{12}/L)	HCT (%)	MCV (fl)	RET (%)
对照组	给药前	6	0.38 ± 0.10	6.69 ± 0.33	39.88 ± 1.85	59.67 ± 1.86	1.12 ± 0.36
	第1天	6	0.35 ± 0.09	6.56 ± 0.64	38.92 ± 3.27	59.33 ± 1.97	1.06 ± 0.44
	第7天	6	0.28 ± 0.26	6.49 ± 0.64	40.00 ± 4.50	61.50 ± 1.64	1.41 ± 0.36
	第14天	6	0.35 ± 0.04	6.83 ± 0.53	42.28 ± 3.22	62.00 ± 2.10	1.31 ± 0.33
给药组	给药前	6	0.34 ± 0.06	5.97 ± 1.52	37.82 ± 2.74	58.33 ± 2.16	0.78 ± 0.17
	第1天	6	0.33 ± 0.06	6.50 ± 0.47	37.88 ± 2.69	58.33 ± 1.51	0.72 ± 0.29
	第7天	6	0.33 ± 0.09	6.42 ± 0.52	38.73 ± 2.79	60.50 ± 2.07	1.00 ± 0.35
	第14天	6	0.38 ± 0.08	6.81 ± 0.47	41.52 ± 3.06	61.00 ± 1.67	1.26 ± 0.31

4. 血凝指标

由表4－25可见，田基黄提取物给药组与灭菌注射用水对照组相比，PT、APTT 差异均无统计学意义。

表 4 - 25 田基黄提取物对 Beagle 犬血凝指标的影响（$\bar{x} \pm s$）

组　别	动物数（只）	检测时间	PT（s）	APTT（s）
对照组	6	给药前	7.08 ± 1.13	10.87 ± 0.76
	6	第 1 天	7.38 ± 1.28	11.07 ± 0.63
	6	第 7 天	7.37 ± 1.20	10.77 ± 0.33
	6	第 14 天	7.33 ± 0.95	10.18 ± 0.44
给药组	6	给药前	6.12 ± 0.28	10.78 ± 0.31
	6	第 1 天	6.32 ± 0.34	10.88 ± 0.36
	6	第 7 天	6.38 ± 0.44	10.75 ± 0.77
	6	第 14 天	6.47 ± 0.33	10.35 ± 0.42

5. 血液生化指标

由表 4 - 26 至表 4 - 29 可见，所检测的各指标（A/G、ALB、ALP、ALT、AST、CHOL、CK、CREA、GGT、GLU、HDL、LDL、TBIL、TP、TG、BUN），田基黄提取物给药组与灭菌注射用水对照组相比，差异均无统计学意义。

表 4 - 26 田基黄提取物对 Beagle 犬血液生化指标的影响之一（$\bar{x} \pm s$）

组　别	测定时间	动物数（只）	A/G	ALB (g/L)	ALP (U/L)	ALT (U/L)
对照组	给药前	6	1.22 ± 0.13	35.38 ± 1.93	153.35 ± 31.42	27.27 ± 4.62
	第 1 天	6	1.23 ± 0.08	33.43 ± 1.54	154.62 ± 30.16	27.00 ± 5.60
	第 7 天	6	1.32 ± 0.14	33.22 ± 2.07	141.55 ± 15.39	25.88 ± 6.19
	第 14 天	6	1.43 ± 0.13	33.48 ± 1.44	141.90 ± 16.50	26.28 ± 6.18
给药组	给药前	6	1.23 ± 0.05	34.18 ± 0.90	147.32 ± 31.71	24.47 ± 4.36
	第 1 天	6	1.23 ± 0.06	33.22 ± 1.97	149.70 ± 23.59	25.58 ± 8.17
	第 7 天	6	1.33 ± 0.10	32.76 ± 0.80	140.53 ± 26.28	25.93 ± 8.95
	第 14 天	6	1.38 ± 0.13	33.50 ± 1.12	138.55 ± 25.29	25.03 ± 5.67

表4-27 田基黄提取物对 Beagle 犬血液生化指标的影响之二 （$\bar{x} \pm s$）

组　别	测定时间	动物数（只）	AST (U/L)	CHOL (mmol/L)	CK (U/L)	CREA (umol/L)
对照组	给药前	6	39.17 ± 4.90	5.07 ± 0.41	157.33 ± 33.70	60.33 ± 7.81
	第1天	6	36.43 ± 7.50	4.89 ± 0.57	295.50 ± 93.22	56.33 ± 8.24
	第7天	6	38.62 ± 8.92	4.52 ± 0.47	343.33 ± 128.28	58.00 ± 6.48
	第14天	6	32.75 ± 5.02	4.46 ± 0.50	240.50 ± 50.03	61.00 ± 7.54
给药组	给药前	6	34.38 ± 7.20	5.01 ± 0.79	155.67 ± 45.68	60.83 ± 5.85
	第1天	6	32.95 ± 4.71	4.98 ± 0.77	275.50 ± 69.06	57.83 ± 6.62
	第7天	6	34.17 ± 8.42	4.55 ± .78	300.83 ± 120.37	57.67 ± 5.85
	第14天	6	27.82 ± 4.18	4.61 ± .86	220.33 ± 60.91	61.00 ± 3.35

表4-28 田基黄提取物对 Beagle 犬血液生化指标的影响之三 （$\bar{x} \pm s$）

组　别	测定时间	动物数（只）	GGT (U/L)	GLU (mmol/L)	HDL (mmol/L)	LDL (mmol/L)
对照组	给药前	6	1.00 ± 0.55	4.40 ± 0.47	4.39 ± 0.33	0.24 ± 0.06
	第1天	6	1.73 ± 0.32	4.12 ± 0.44	4.09 ± 0.45	0.21 ± 0.06
	第7天	6	2.37 ± 1.82	3.78 ± 0.42	3.77 ± 0.41	0.24 ± 0.10
	第14天	6	1.57 ± 0.53	5.27 ± 0.16	3.74 ± 0.40	0.23 ± 0.09
给药组	给药前	6	0.45 ± 0.43	4.61 ± 0.23	4.23 ± 0.56	0.29 ± 0.16
	第1天	6	1.20 ± 0.63	4.05 ± 0.47	4.19 ± 0.53	0.25 ± 0.14
	第7天	6	1.30 ± 0.28	3.94 ± 0.43	3.75 ± 0.52	0.25 ± 0.16
	第14天	6	1.13 ± 0.61	5.06 ± 0.17	3.83 ± 0.58	0.27 ± 0.18

表4-29 田基黄提取物对 Beagle 犬血液生化指标的影响之四 （$\bar{x} \pm s$）

组　别	测定时间	动物数（只）	TBIL (umol/L)	TP (g/L)	TG (mmol/L)	BUN (mmol/L)
对照组	给药前	6	0.77 ± 0.57	64.60 ± 3.63	0.57 ± 0.08	2.92 ± 0.31
	第1天	6	0.37 ± 0.33	60.78 ± 3.59	0.71 ± 0.12	4.08 ± 1.19
	第7天	6	1.87 ± 0.26	58.48 ± 3.21	0.65 ± 0.23	3.76 ± 0.76
	第14天	6	1.80 ± 0.60	57.03 ± 3.43	0.64 ± 0.15	4.49 ± 0.60
给药组	给药前	6	1.02 ± 0.40	62.08 ± 1.52	0.56 ± 0.12	3.11 ± 0.30
	第1天	6	0.33 ± 0.28	60.27 ± 3.75	0.76 ± 0.16	4.15 ± 1.51
	第7天	6	2.08 ± 0.42	57.47 ± 1.16	0.70 ± 0.27	3.61 ± 0.63
	第14天	6	2.08 ± 1.21	57.83 ± 2.62	0.70 ± 0.22	4.36 ± 0.70

6. 血液电解质指标

由表 4 - 30 可见，田基黄提取物给药组与灭菌注射用水对照组相比，K^+、Na^+、Cl^- 离子浓度差异均无统计学意义。

表 4 - 30　田基黄提取物对 Beagle 犬血液电解质指标的影响（$\bar{x} \pm s$）

组　别	检测时间	动物数（只）	K^+（mmol/L）	Cl^-（mmol/L）	Na^+（mmol/L）
对照组	给药前	6	4.71 ± 0.18	103.43 ± 1.01	141.70 ± 0.63
	第 1 天	6	4.98 ± 0.17	109.08 ± 2.23	147.57 ± 2.57
	第 7 天	6	4.80 ± 0.14	110.05 ± 0.90	145.52 ± 2.09
	第 14 天	6	4.78 ± 0.16	104.60 ± 1.14	143.00 ± 1.22
给药组	给药前	6	4.74 ± 0.14	103.75 ± 0.88	140.88 ± 0.53
	第 1 天	6	5.06 ± 0.13	110.88 ± 3.36	147.82 ± 3.20
	第 7 天	6	4.95 ± 0.23	109.55 ± 0.79	146.55 ± 1.55
	第 14 天	6	4.98 ± 0.14	104.80 ± 1.05	143.62 ± 0.53

7. 大体解剖

给药后观察 14 天结束时，所有动物经戊巴比妥钠麻醉后行股动脉放血安乐死，进行大体解剖观察，给药组及对照组动物心、肝、脾、肺、肾、脑、生殖系统等主要脏器大小、形态、位置、质地均未见异常改变。

【结论】

在本实验室条件下，田基黄提取物以 1.32 g/kg 单次经口给予 Beagle 犬，给药后连续观察 14 天，所有动物未见死亡及一般毒性症状出现；血液生化检测未见明显异常；大体病理解剖观察未见异常。综上，田基黄提取物以 1.32 g/kg（人临床拟用剂量的 800 倍）单次经口给予 Beagle 犬，未见明显毒性。

第四节　长期毒性试验

一、SD 大鼠经口给予田基黄提取物 3 个月长期毒性试验

【实验材料】

1. 试药

田基黄提取物，由中山大学广州现代中药质量研究开发中心提供，棕黄色粉末，微溶于水，总黄酮含量大于 50%，密闭防潮、阴凉处保存，批号：20060616，有效期：2 年。供试品配制：临用时用灭菌注射用水配制成所需浓度。

2. 动物

SPF 级成年健康 SD 大鼠 104 只，雌雄各半，体重 120 ～ 150 g，上海西普尔必凯实验动物有限公司提供，生产许可证号：SCXK（沪）– 2003 – 0002。大鼠饲养于国家中药安全性评价中心 SPF 级小动物房，实验前动物适应环境，选择健康（雌性须未孕）动物作为受试动物，塑料大鼠笼具饲养，饲养条件符合国标 GB 14925—2001，室温 20 ～ 25 ℃，日温差 ≤3 ℃，相对湿度 55% ±15%，12 h 明暗交替。大鼠全价颗粒饲料（上海斯莱克实验动物有限公司提供）自由摄食，高压蒸汽灭菌自来水自由饮用。以笼具编号和个体编号（苦味酸染色法）区别实验动物。

3. 仪器

全自动血液生化分析仪（瑞士 Roche Integra 400 Plus）、全自动血液细胞分析仪（美国雅培 CELL – DYN 3700SL）、全自动电解质分析仪（深圳航创 HC9883）、全自动血凝分析仪（日本 SYSMEX CA – 500）。

【实验内容】

1. 试验设计

按照《实验动物分组 SOP》规定将 104 只大鼠随机分成四组，分别设为灭菌注射用水对照组，以及田基黄提取物低、中、高剂量组。每组 26 只动物，雌雄各半。

人临床拟用剂量为 1.65 mg/kg。本试验按表 4-31 设低、中、高三个剂量组，即 33 mg/kg，99 mg/kg，198 mg/kg（分别为大鼠有效剂量的 3.6 倍、10.8 倍、21.5 倍倍，人临床拟用剂量的 20 倍、60 倍、120 倍）。对照组给予等体积灭菌注射用水。

本品临床为口服用药，因此，本试验采用经口灌胃给药，每天一次，每周给药 6 天，停药 1 天，连续给药 3 个月。各组按 10 mL/kg 体重的比例经口灌胃给予相应浓度的供试品及灭菌注射用水。

表 4-31　剂量设计

组　　别	剂　　量 (mg/kg)	相当于人临床 拟用剂量倍数	给药体积 (mL/kg)	动物数（只） 雌	动物数（只） 雄
灭菌注射用水对照组	—	—	10	13	13
低剂量组	33	20	10	13	13
中剂量组	99	60	10	13	13
高剂量组	198	120	10	13	13

2. 观察与检查

1）常规指标

每天试验前观察动物外观体征、行为活动、腺体分泌、呼吸、粪便性状、生殖器、死亡等情况及其他中毒表现。给药开始前 1 个月每周测定两次体重，以后每周测定一次；每周测定一次 24 h 摄食量。

2）血液学检查

检测指标：红细胞计数（RBC）、红细胞容积（HCT）、平均红细胞容积（MCV）、血红蛋白（HGB）、平均红细胞血红蛋白（MCH）、平均红细胞血红蛋白浓度（MCHC）、网织红细胞计数（RET）、白细胞计数（WBC）及分类（NEU、LYM、MONO、EOS、BASO）、血小板计数（PLT）、PT（凝血酶原时间）、APTT（活化部分凝血酶时间）。检测频率：给药结束及恢复期结束各检测一次。

3）血液生化检查

检测指标：天门冬氨酸氨基转移酶（AST）、谷氨酸转氨酶（ALT）、肌酸磷酸激酶（CK）、碱性磷酸酶（ALP）、尿素氮（BUN）、总蛋白（TP）、白蛋白（ALB）、血糖（GLU）、总胆红素（T-BIL）、肌酐（CREA）、总胆固醇（CHOL）、甘油三酯（TG）、白球比（A/G）、低密度脂蛋白（LDL）、高密度脂蛋白（HDL）、钠离子浓度（Na^+）、钾离子浓度（K^+）、氯离子浓度（Cl^-）等。检测频率：给药结束及恢复期结束各检测一次。

4）系统尸解和病理组织学检查

（1）系统尸解。最后一次给药后 24 h，每组取 16 只动物（雌雄各半）施以安乐死。恢复期结束后，每组取余下 10 只动物施以安乐死。动物禁食 8～12 h，水合氯醛（300 mg/kg，腹腔注射）麻醉，腹主动脉采血安乐死后，对其进行系统尸解，全面观察动物的外观和内脏情况。

（2）脏器重量及脏器系数。称取实验动物脏器和组织的重量（脑、心、肝、脾、肺、肾、肾上腺、睾丸、附睾、子宫、卵巢、胸腺）并计算脏器系数。

（3）病理组织学检查。实验对动物脏器行病理组织学检查：大脑、小脑、脑干、脊髓（颈、胸、腰段）、坐骨神经、垂体、甲状腺（带甲状旁腺）、肾上腺、心脏、主动脉、肺、气管、食管、唾液腺、肝脏、胰腺、胃、十二指肠、回肠、结肠、肾脏、膀胱、睾丸/卵巢、附睾/子宫、前列腺/乳腺、胸腺、脾脏、肠系膜淋巴结、给药局部淋巴结、骨髓。

（4）死亡动物的处置。记录动物死亡时间，测定体重后迅速检剖，查明死因。必要时进行主要脏器（心、肝、脾、肺、肾）病理学检查。

3. 统计分析

体重、平均摄食量、血液学、血生化和脏器系数等定量指标采用"均数±标准差"（$\bar{x} \pm s$）描述，小数的保留比原始数据多一位有效数字。样本数小于 3 时，直接列出原始数据。

采用单因素方差分析（ANOVA）分别对 SD 大鼠的体重、平均摄食量、血液学、血生化和脏器系数指标均数的组别差异，进行统计学检验；均数差异有统计学意义时（$P < 0.05$），采用 LSD 法对组间均数的差异进行两两比较（即 ANOVA 分析后接 LSD 法两两比较）。LEVENE 方差齐性检验，提示方差不齐时（$P < 0.05$），采用非参数 Kruskal – Wallis H 检验（K – W 法）对上述指标均数的组别差异，进行统计学检验；均数差异有统计学意义时（$P < 0.05$），非参数 Mann – Whitney U 检验（M – W 法）对组间均数的差异进行两两比较（K – W 法方差分析后接 M – W 法两两比较）。

所有检验均为双侧检验 $\alpha = 0.05$。所有的统计分析，均在 SPSS for Windows 13.0 软件下完成。

病理等资料采用描述分析。

【实验结果】

1. 一般状况

给药第 69 天，低剂量组 1 只雌鼠于灌胃后数分钟内死亡，即刻对其进行大体解剖，发现肺部有药物溶液，而胃内未见药液。其余脏器肉眼下未见明显改变；确认是由于灌胃操作不当造成，与受试药物无关。其余动物在给药期间及恢复期间，自主活动正常、精神状况良好、皮肤被毛清洁，无竖毛，也未见其他毒性症状出现。

2. 体重

由表 4-32 可见，给药期间及停药恢复期间，各组动物体重均增长正常，各时间点各给药组雌、雄性动物体重与溶剂对照组相比差异均无统计学意义（$P > 0.05$）。

表 4-32　田基黄提取物对 SD 大鼠体重的影响（$\bar{x} \pm s$，g）

性别	测定时间	动物数（只/组）	灭菌注射用水对照组	低剂量组（33 mg/kg）	中剂量组（99 mg/kg）	高剂量组（198 mg/kg）
雌性	给药前	13	131.17 ± 3.40	131.90 ± 6.18	131.34 ± 5.42	130.98 ± 4.56
	给药0.5周	13	152.12 ± 6.15	151.84 ± 7.43	153.09 ± 8.09	151.71 ± 5.58
	给药1周	13	163.38 ± 6.77	163.82 ± 9.79	165.07 ± 10.15	165.64 ± 6.27
	给药1.5周	13	180.26 ± 11.48	180.86 ± 12.91	181.22 ± 10.63	182.85 ± 7.00
	给药2周	13	190.19 ± 9.94	191.89 ± 13.91	191.81 ± 14.40	194.58 ± 8.00
	给药2.5周	13	204.74 ± 11.82	206.69 ± 17.57	206.71 ± 16.17	209.26 ± 7.39
	给药3周	13	211.62 ± 14.59	211.97 ± 18.73	212.75 ± 16.96	212.79 ± 6.81
	给药3.5周	13	224.40 ± 16.12	223.68 ± 19.57	225.68 ± 19.96	228.01 ± 7.47
	给药4周	13	232.27 ± 16.80	229.37 ± 17.41	231.61 ± 17.23	231.98 ± 5.75
	给药5周	13	245.35 ± 17.26	245.14 ± 18.25	246.25 ± 18.50	246.95 ± 9.62
	给药6周	13	260.81 ± 17.84	254.97 ± 22.26	259.71 ± 18.49	258.22 ± 9.48
	给药7周	13	268.00 ± 19.46	269.98 ± 23.33	270.62 ± 19.19	271.45 ± 12.61
	给药8周	13	280.70 ± 22.30	280.35 ± 24.71	282.27 ± 20.30	278.75 ± 11.99
	给药9周	13	285.16 ± 23.67	287.74 ± 25.06	290.14 ± 19.77	285.68 ± 11.60
	给药10周	13	297.54 ± 25.09	296.42 ± 25.93	297.97 ± 21.07	297.20 ± 14.50
	给药11周	13	300.19 ± 23.71	303.84 ± 28.01	301.35 ± 22.11	299.82 ± 14.36
	给药12周	13	307.32 ± 26.67	310.12 ± 27.47	311.28 ± 23.31	307.48 ± 12.98
	给药13周	13	309.86 ± 26.75	312.54 ± 28.72	315.26 ± 24.60	311.15 ± 14.13
雌性	恢复1周	5	312.58 ± 9.24	287.00 ± 17.71	308.98 ± 25.27	308.66 ± 3.74
	恢复2周	5	323.40 ± 11.15	293.22 ± 17.83	314.12 ± 26.85	310.10 ± 6.54
	恢复3周	5	323.56 ± 9.65	294.33 ± 16.91	317.02 ± 25.87	319.24 ± 13.04
	恢复4周	5	323.94 ± 9.43	295.75 ± 15.75	319.06 ± 24.31	319.22 ± 11.97

续上表

性别	测定时间	动物数 （只/组）	灭菌注射用 水对照组	低剂量组 （33 mg/kg）	中剂量组 （99 mg/kg）	高剂量组 （198 mg/kg）
雄性	给药前	13	135.26 ± 7.47	135.52 ± 7.70	136.01 ± 8.34	136.69 ± 7.02
	给药 0.5 周	13	174.88 ± 10.80	172.98 ± 9.64	173.59 ± 9.98	175.95 ± 10.37
	给药 1 周	13	197.88 ± 11.30	196.65 ± 9.46	197.93 ± 10.89	205.88 ± 15.65
	给药 1.5 周	13	234.08 ± 13.95	232.21 ± 10.51	232.44 ± 14.27	232.90 ± 11.57
	给药 2 周	13	257.26 ± 15.31	255.70 ± 11.10	253.55 ± 14.25	254.67 ± 14.63
	给药 2.5 周	13	293.08 ± 16.77	290.25 ± 13.95	287.31 ± 17.39	283.00 ± 18.05
	给药 3 周	13	310.13 ± 18.48	309.58 ± 14.83	304.95 ± 17.54	302.10 ± 20.73
	给药 3.5 周	13	337.96 ± 18.78	339.42 ± 17.06	333.87 ± 20.40	330.85 ± 23.46
	给药 4 周	13	358.30 ± 21.19	356.15 ± 19.22	346.99 ± 22.50	343.56 ± 26.31
	给药 5 周	13	382.35 ± 21.74	381.95 ± 22.95	375.07 ± 23.51	364.99 ± 34.55
	给药 6 周	13	414.10 ± 25.88	414.39 ± 28.65	401.35 ± 31.27	389.62 ± 33.85
	给药 7 周	13	439.87 ± 30.75	438.14 ± 33.97	432.20 ± 32.76	415.63 ± 39.60
	给药 8 周	13	462.45 ± 33.97	460.88 ± 39.82	461.72 ± 36.25	437.68 ± 39.97
	给药 9 周	13	479.88 ± 37.71	476.20 ± 42.88	477.39 ± 42.49	448.86 ± 41.25
	给药 10 周	13	495.83 ± 39.88	492.94 ± 45.96	494.19 ± 45.11	463.15 ± 43.96
	给药 11 周	13	506.52 ± 39.22	506.94 ± 46.75	506.68 ± 47.39	476.52 ± 42.89
	给药 12 周	13	519.98 ± 40.39	518.20 ± 51.47	521.14 ± 51.12	488.42 ± 45.72
	给药 13 周	13	530.34 ± 41.78	527.24 ± 50.62	529.24 ± 49.42	497.63 ± 48.90
	恢复 1 周	5	526.26 ± 43.15	489.78 ± 53.37	545.38 ± 55.70	467.50 ± 43.78
	恢复 2 周	5	542.68 ± 46.37	505.74 ± 51.60	560.78 ± 57.91	484.48 ± 41.98
	恢复 3 周	5	552.38 ± 44.43	519.70 ± 54.25	575.62 ± 58.46	498.40 ± 40.73
	恢复 4 周	5	559.12 ± 48.99	519.74 ± 56.17	568.18 ± 57.35	484.74 ± 39.40

注：给药 11～13 周，雌性 SD 大鼠低剂量组 $n=12$。恢复期 1～4 周，雌性 SD 大鼠低剂量组 $n=4$。

3. 摄食量

由表 4-33 可见，给药 10 周，高剂量组雄鼠摄食量低于溶剂对照组，差异有统计学意义。但其均值仅轻度低于对照组，仍在该年龄段雄性 SD 大鼠摄食量正常值范围之内（22.5～36.5 克/只），且无剂量反应关系，故无生物学意义。其余时点各组摄食量均未见异常改变。

表4-33　田基黄提取物对 SD 大鼠摄食量的影响（$\bar{x} \pm s$，g）

性别	测定时间	每组笼数	灭菌注射用水对照组	低剂量组（33 mg/kg）	中剂量组（99 mg/kg）	高剂量组（198 mg/kg）
雌性	给药1周	3	19.03 ± 1.52	20.00 ± 0.61	19.73 ± 1.44	20.07 ± 0.75
	给药2周	3	19.50 ± 2.00	19.00 ± 1.20	19.50 ± 1.06	20.07 ± 0.60
	给药3周	3	23.70 ± 3.06	22.13 ± 1.46	23.83 ± 0.59	24.23 ± 0.86
	给药4周	3	22.73 ± 1.45	24.53 ± 1.44	22.83 ± 1.48	23.87 ± 2.82
	给药5周	3	21.60 ± 3.12	23.90 ± 2.79	21.60 ± 1.85	21.00 ± 1.25
	给药6周	3	18.70 ± 4.58	21.73 ± 1.97	22.10 ± 0.78	22.83 ± 1.67
	给药7周	3	21.20 ± 0.72	21.90 ± 1.74	21.10 ± 1.32	22.23 ± 0.76
	给药8周	3	22.13 ± 1.17	23.17 ± 1.56	21.63 ± 1.19	20.97 ± 1.59
	给药9周	3	22.50 ± 1.68	23.70 ± 2.89	22.30 ± 0.53	21.03 ± 0.45
	给药10周	3	19.90 ± 1.99	22.20 ± 2.36	19.00 ± 2.17	20.93 ± 1.70
	给药11周	3	21.33 ± 2.31	22.13 ± 1.85	21.13 ± 1.30	24.10 ± 1.55
	给药12周	3	18.80 ± 0.72	19.43 ± 2.02	19.07 ± 2.38	19.30 ± 1.83
	给药13周	3	20.13 ± 1.55	22.77 ± 4.37	21.23 ± 0.58	20.60 ± 2.62
	恢复1周	1	19.3	19.1	20.9	20.5
	恢复2周	1	18.5	20.0	21.6	22.6
	恢复3周	1	18.2	18.7	19.6	18.3
	恢复4周	1	20.6	17.4	19.0	18.6
雄性	给药1周	3	26.73 ± 0.85	24.67 ± 1.07	24.40 ± 0.66	25.10 ± 1.45
	给药2周	3	30.10 ± 1.59	28.87 ± 2.40	27.53 ± 0.59	29.40 ± 2.46
	给药3周	3	34.77 ± 2.56	33.70 ± 3.38	32.00 ± 1.01	32.50 ± 2.00
	给药4周	3	35.07 ± 2.35	32.90 ± 3.12	33.00 ± 0.46	33.23 ± 1.36
	给药5周	3	32.13 ± 1.45	32.37 ± 1.89	30.77 ± 0.80	31.17 ± 2.47
	给药6周	3	32.13 ± 3.14	32.57 ± 3.40	31.90 ± 0.95	32.53 ± 0.75
	给药7周	3	31.03 ± 2.64	30.53 ± 2.47	30.83 ± 1.16	29.13 ± 2.66
	给药8周	3	34.07 ± 2.91	31.80 ± 3.03	33.03 ± 1.72	29.63 ± 2.22
	给药9周	3	32.53 ± 1.37	32.03 ± 2.15	30.50 ± 1.67	29.33 ± 2.35
	给药10周	3	32.13 ± 1.82	33.87 ± 0.95	30.43 ± 0.31	28.63 ± 2.20 *
	给药11周	3	34.83 ± 3.80	31.87 ± 1.45	31.87 ± 0.40	31.47 ± 2.51
	给药12周	3	29.53 ± 1.76	27.93 ± 0.76	26.73 ± 1.80	26.27 ± 1.00
	给药13周	3	35.10 ± 3.12	32.47 ± 1.86	30.70 ± 0.69	32.23 ± 3.23
	恢复1周	1	27.8	28.4	29.6	26.0
	恢复2周	1	29.1	28.1	33.3	29.3
	恢复3周	1	31.0	30.7	28.5	27.0
	恢复4周	1	30.8	25.4	30.7	25.2

* 与灭菌注射用水对照组相比，均数的差异有统计学意义（$P < 0.05$）。

4. 血液学指标

由表 4 – 34 可见，给药结束时，高、中、低剂量组 MCHC 均高于溶剂对照组，差异有统计学意义（$P < 0.05$），但其值仍在该年龄段 SD 大鼠正常值范围内（307～410 g/L），且无剂量反应关系，故其改变无生物学意义。其余指标 RBC、HGB、HCT、MCV、MCH、MCHC、PLT、RET、WBC 及其分类、PT、APTT 等在给药结束及恢复期结束各组未见明显异常改变。

表 4 – 34　田基黄提取物对 SD 大鼠血液学指标的影响（$\bar{x} \pm s$）

测定时间 指标	每组动 物数（只）	灭菌注射用水 对照组	低剂量组 （33 mg/kg）	中剂量组 （99 mg/kg）	高剂量组 （198 mg/kg）
给药 13 周结束					
WBC（10×10^9/L）	16	3.450 ± 2.142	4.342 ± 2.931	3.432 ± 2.100	3.597 ± 1.817
NEU（10×10^9/L）	16	0.4954 ± 0.2700	0.5050 ± 0.2760	0.4324 ± 0.2494	0.4727 ± 0.2218
LYM（10×10^9/L）	16	2.5580 ± 1.7416	3.4281 ± 2.5401	2.6559 ± 1.7243	2.7804 ± 1.5800
MONO（10×10^9/L）	16	0.1860 ± 0.0845	0.2086 ± 0.1225	0.1858 ± 0.1130	0.1841 ± 0.0846
EOS（10×10^9/L）	16	0.0341 ± 0.0276	0.0279 ± 0.0311	0.0174 ± 0.0148	0.0259 ± 0.0304
BASO（10×10^9/L）	16	0.1749 ± 0.0976	0.1743 ± 0.1008	0.1408 ± 0.0941	0.1348 ± 0.0738
NEU%（%）	16	15.4375 ± 4.1469	14.4344 ± 7.7253	13.7994 ± 3.8137	14.6700 ± 7.5914
LYM%（%）	16	71.3375 ± 9.0149	74.9688 ± 9.1857	75.2125 ± 7.6353	74.8750 ± 10.3792
MONO%（%）	16	6.5625 ± 3.2741	5.3888 ± 1.8277	5.6556 ± 2.0743	5.7481 ± 2.5222
EOS%（%）	16	0.9927 ± 0.6847	0.7081 ± 0.7048	0.8803 ± 1.1987	0.6679 ± 0.5199
BASO%（%）	16	5.6681 ± 2.3825	4.4906 ± 1.8773	4.4431 ± 2.4171	4.0281 ± 1.9927
RBC（10×10^{12}/L）	16	7.106 ± 0.589	7.017 ± 0.695	7.108 ± 0.538	7.213 ± 0.489
HGB（g/L）	16	135.3 ± 6.8	138.7 ± 8.7	140.4 ± 7.5	140.9 ± 9.8
HCT（%）	16	40.19 ± 2.10	39.47 ± 2.98	40.23 ± 2.35	40.46 ± 3.05
MCV（fL）	16	56.75 ± 3.09	56.49 ± 3.87	56.71 ± 2.56	56.09 ± 2.22
MCH（ρg）	16	19.11 ± 1.06	19.86 ± 1.12	19.81 ± 1.03	19.56 ± 0.73
MCHC（g/L）	16	336.9 ± 7.0	351.9 ± 11.0 ＊	349.3 ± 8.0 ＊	348.9 ± 5.7 ＊
RET（%）	16	1.668 ± 0.214	1.767 ± 0.280	1.756 ± 0.364	1.815 ± 0.384
PLT（10×10^9/L）	16	833.2 ± 316.1	956.6 ± 225.1	929.1 ± 100.0	907.8 ± 150.6
PT/s	16	9.18 ± 0.80	9.37 ± 0.52	9.31 ± 0.60	9.37 ± 0.68
APTT/s	16	18.52 ± 1.45	18.32 ± 0.91	18.08 ± 1.17	18.40 ± 1.21
恢复 4 周结束					
WBC（10×10^9/L）	10	3.920 ± 2.341	4.400 ± 2.016	4.398 ± 2.120	3.787 ± 1.665
NEU（10×10^9/L）	10	0.4470 ± 0.2371	0.5314 ± 0.2728	0.5005 ± 0.2761	0.4504 ± 0.2513

续上表

测定时间 指标	每组动 物数（只）	灭菌注射用水 对照组	低剂量组 （33 mg/kg）	中剂量组 （99 mg/kg）	高剂量组 （198 mg/kg）
LYM（10×10^9/L）	10	2.9796 ± 1.8673	3.4244 ± 1.5958	3.4460 ± 1.7624	2.9139 ± 1.3898
MONO（10×10^9/L）	10	0.1453 ± 0.1085	0.1204 ± 0.0353	0.1264 ± 0.0545	0.1105 ± 0.0498
EOS（10×10^9/L）	10	0.0492 ± 0.0388	0.0466 ± 0.0377	0.0632 ± 0.0391	0.0471 ± 0.0421
BASO（10×10^9/L）	10	0.3007 ± 0.2210	0.2776 ± 0.1353	0.2627 ± 0.1128	0.2639 ± 0.1523
NEU%（%）	10	11.9600 ± 3.3535	11.9300 ± 2.2191	11.7730 ± 4.3348	12.7300 ± 5.8998
LYM%（%）	10	75.4000 ± 8.6340	77.8222 ± 3.0829	77.3600 ± 4.5152	75.6400 ± 8.5000
MONO%（%）	10	4.1232 ± 3.5662	3.0044 ± 0.8662	3.2260 ± 1.4795	3.5840 ± 3.1485
EOS%（%）	10	1.1490 ± 0.5683	0.9391 ± 0.6992	1.4760 ± 0.7585	1.1687 ± 0.7614
BASO%（%）	10	7.3810 ± 3.7270	6.3244 ± 1.6825	6.1870 ± 1.6419	6.8820 ± 2.5444
RBC（10×10^{12}/L）	10	7.658 ± 0.681	7.573 ± 0.600	7.762 ± 0.622	7.693 ± 0.349
HGB（g/L）	10	145.0 ± 6.2	142.2 ± 5.4	144.7 ± 5.2	145.1 ± 4.5
HCT（%）	10	42.99 ± 2.07	41.89 ± 2.21	42.47 ± 1.71	42.68 ± 0.94
MCV（fL）	10	56.33 ± 2.89	55.42 ± 2.06	54.95 ± 3.19	55.54 ± 1.79
MCH（ρg）	10	19.00 ± 1.16	18.86 ± 0.97	18.72 ± 1.13	18.87 ± 0.60
MCHC（g/L）	10	337.3 ± 6.2	340.1 ± 6.7	340.8 ± 3.1	339.9 ± 6.0
RET（%）	10	1.947 ± 0.372	1.813 ± 0.270	1.806 ± 0.380	1.745 ± 0.329
PLT（10×10^9/L）	10	842.9 ± 218.0	954.2 ± 139.2	970.5 ± 54.4	992.2 ± 120.9
PT（秒）	10	8.21 ± 0.61	8.46 ± 0.54	8.48 ± 0.56	8.28 ± 0.59
APTT（秒）	10	19.39 ± 1.18	18.82 ± 1.51	19.14 ± 0.84	18.73 ± 0.90

*与灭菌注射用水对照组相比，均数差异有统计学意义（$P < 0.05$）。

5. 血液生化指标

由表 4-35 可见，给药结束时，高、中、低剂量组 BUN 低于灭菌注射用水对照组；给药结束时，高、中剂量组 CREA 低于灭菌注射用水对照组。以上差异有统计学意义（$P < 0.05$），但二者值均在该年龄段 SD 大鼠正常值范围内（BUN：1.63～3.68 mmol/L；CREA：28～76 μmol/L），变化无剂量反应关系，且低于对照组，故无生物学意义。其余指标 ALP、ALT、AST、CK、BUN、CREA、TP、ALB、TBIL、TG、CHOL、HDL-C、LDL-C、GLU 以及 K^+、Na^+、Cl^- 离子浓度，给药结束及恢复期结束均未见异常改变。

表4-35 田基黄提取物对SD大鼠血液生化指标的影响（$\bar{x} \pm s$）

测定时间 指标	每组动 物数（只）	灭菌注射用水 对照组	低剂量组 （33 mg/kg）	中剂量组 （99 mg/kg）	高剂量组 （198 mg/kg）
给药13周结束					
ALP（U/L）	16	63.52±22.22	63.68±26.83	67.84±28.46	63.54±34.11
ALT（U/L）	16	38.06±6.99	40.46±7.78	43.15±22.04	40.35±6.80
AST（U/L）	16	88.66±18.33	96.24±25.42	131.19±154.22	96.22±22.11
CK（U/L）	16	770.7±345.3	1105.9±1321.8	949.2±1117.0	1066.2±1688.8
BUN（mmol/L）	16	3.556±0.609	3.100±0.670 *	3.001±0.439 *	3.048±0.542 *
CREA（μmol/L）	16	59.9±7.7	57.6±6.0	52.4±4.3 *	52.2±4.2 *
TP（g/L）	16	61.51±3.06	63.33±4.55	61.89±2.61	63.14±4.24
ALB（g/L）	16	41.709±3.919	42.659±4.574	41.569±3.378	42.274±4.651
A/G	16	2.136±0.362	2.104±0.395	2.084±0.384	2.049±0.351
TBIL（μmol/L）	16	4.65±0.85	4.95±1.24	5.09±0.97	4.76±1.28
TG（mmol/L）	16	0.334±0.090	0.441±0.120	0.408±0.141	0.388±0.137
CHOL（mmol/L）	16	1.138±0.343	1.339±0.432	1.260±0.291	1.225±0.283
GLU（mmol/L）	16	8.586±1.945	8.986±1.632	8.394±1.334	8.619±2.056
HDL-C（mmol/L）	16	1.089±0.273	1.226±0.355	1.165±0.232	1.138±0.236
LDL-C（mmol/L）	16	0.090±0.029	0.116±0.044	0.123±0.076	0.101±0.057
K⁺（mmol/L）	16	4.499±0.345	4.509±0.282	4.557±0.266	4.508±0.319
Na⁺（mmol/L）	16	141.71±1.74	142.51±2.53	140.73±2.02	142.48±3.26
CL⁻（mmol/L）	16	108.58±2.15	107.27±1.19	108.07±0.93	108.15±1.97
恢复4周结束					
ALP（U/L）	10	56.37±17.19	64.60±25.81	62.19±30.15	54.68±27.36
ALT（U/L）	10	40.23±9.10	39.48±9.12	40.30±8.70	40.99±10.09
AST（U/L）	10	79.11±15.19	75.74±12.25	77.32±12.40	88.97±16.19
CK（U/L）	10	278.1±107.1	328.6±357.7	241.0±164.0	509.5±285.3
BUN（mmol/L）	10	2.781±0.387	3.219±0.718	2.822±0.313	2.981±0.562
CREA（μmol/L）	10	51.8±3.0	52.1±6.0	50.5±4.1	54.5±6.9
TP（g/L）	10	61.42±4.15	60.56±2.25	60.59±3.52	59.02±3.11
ALB（g/L）	10	41.277±4.641	40.278±3.648	40.471±4.532	39.154±4.213
A/G	10	2.078±0.392	2.030±0.411	2.032±0.358	1.999±0.364
TBIL（μmol/L）	10	3.95±0.86	3.73±1.37	3.94±1.79	4.14±1.17
TG（mmol/L）	10	0.347±0.092	0.347±0.114	0.311±0.054	0.336±0.105
CHOL（mmol/L）	10	1.409±0.227	1.213±0.283	1.160±0.201	1.373±0.403

续上表

测定时间 指标	每组动 物数（只）	灭菌注射用水 对照组	低剂量组 （33 mg/kg）	中剂量组 （99 mg/kg）	高剂量组 （198 mg/kg）
GLU（mmol/L）	10	8.823 ± 0.948	8.939 ± 2.080	8.210 ± 1.403	8.500 ± 1.570
HDL – C（mmol/L）	10	1.501 ± 0.190	1.271 ± 0.259	1.257 ± 0.183	1.439 ± 0.342
LDL – C（mmol/L）	10	0.125 ± 0.043	0.118 ± 0.054	0.114 ± 0.044	0.147 ± 0.066
K^+（mmol/L）	10	4.328 ± 0.359	4.360 ± 0.271	4.193 ± 0.307	4.299 ± 0.340
Na^+（mmol/L）	10	145.94 ± 3.32	145.10 ± 2.13	145.82 ± 1.22	145.81 ± 2.82
CL^-（mmol/L）	10	108.22 ± 1.45	108.52 ± 1.57	108.70 ± 1.04	108.18 ± 1.33

注： * 与灭菌注射用水对照组比，均数的差异有统计学意义（$P < 0.05$）。

6. 脏器系数

由表 4 – 36 至表 4 – 38 可见，雌鼠给药结束及停药恢复期结束时，各组动物各脏器绝对重量及脏器系数均未见异常改变。给药结束时，高剂量组雄鼠睾丸脏器系数高于对照组，但绝对重量与对照组相比无明显差异。对给药组睾丸的脑重脏器系数进一步分析，结果显示各给药组与对照组均无统计学差异（$P > 0.05$）。

恢复期结束时，高、低剂量组雄鼠肺绝对重量低于对照组，高剂量肾绝对重量低于对照组，差异有统计学意义，但二者脏器系数与对照组相比差异无统计学意义；中剂量组雄鼠附睾脏器系数和绝对重量低于对照组，虽然差异有统计学意义，但降低幅度不大，其值仍在该年龄段 SD 大鼠正常值范围之内（附睾脏器系数 0.198～0.338 g/100 g 体重），且仅中剂量稍降低，无剂量反应关系，后续的病理组织学检查亦未见附睾病理改变。因此，其改变与供试品无关，无生物学意义。

雄鼠其余脏器心脏、肝脏、脾脏、脑、卵巢、子宫等绝对重量和脏器系数在给药结束及恢复期结束均未见明显异常改变。

表 4 – 36　田基黄提取物对雌性 SD 大鼠脏器重量及脏器系数的影响（$\bar{x} \pm s$）

测定时间 指标	每组动 物数（只）	灭菌注射用水 对照组	低剂量组 （33 mg/kg）	中剂量组 （99 mg/kg）	高剂量组 （198 mg/kg）
给药 13 周结束					
绝对重量/g					
体重	8	290.1 ± 32.4	309.1 ± 22.6	301.0 ± 24.6	295.8 ± 15.7
脑	8	1.9190 ± 0.0710	1.9521 ± 0.0680	1.9435 ± 0.0893	1.9378 ± 0.0727
心	8	1.0756 ± 0.1824	1.1854 ± 0.1199	1.1118 ± 0.1247	1.0536 ± 0.0676
肝	8	6.7869 ± 0.9605	7.3024 ± 1.0239	7.1176 ± 0.5527	6.9145 ± 0.6099
脾	8	0.5433 ± 0.1090	0.6441 ± 0.1114	0.5841 ± 0.0604	0.5706 ± 0.0752
肺	8	1.3096 ± 0.1018	1.4461 ± 0.1414	1.3852 ± 0.1406	1.2816 ± 0.2121

续上表

测定时间 指标	每组动 物数（只）	灭菌注射用水 对照组	低剂量组 （33 mg/kg）	中剂量组 （99 mg/kg）	高剂量组 （198 mg/kg）
胸腺	8	0.2466 ± 0.0354	0.3136 ± 0.0729	0.2830 ± 0.0514	0.2810 ± 0.0609
肾	8	1.9383 ± 0.1701	2.0869 ± 0.1563	2.0666 ± 0.1907	2.0107 ± 0.1760
肾上腺	8	0.0761 ± 0.0097	0.0864 ± 0.0162	0.0748 ± 0.0065	0.0721 ± 0.0112
卵巢	8	0.0923 ± 0.0153	0.0972 ± 0.0166	0.0957 ± 0.0270	0.1073 ± 0.0235
子宫	8	0.5026 ± 0.1352	0.6173 ± 0.1550	0.5531 ± 0.1579	0.6370 ± 0.1133
脏器系数（g/100 g 体重）					
脑	8	0.6683 ± 0.0747	0.6341 ± 0.0455	0.6492 ± 0.0574	0.6562 ± 0.0297
心	8	0.3708 ± 0.0489	0.3836 ± 0.0280	0.3713 ± 0.0489	0.3573 ± 0.0314
肝	8	2.3357 ± 0.1525	2.3556 ± 0.1948	2.3678 ± 0.1079	2.3372 ± 0.1520
脾	8	0.1872 ± 0.0307	0.2076 ± 0.0265	0.1942 ± 0.0145	0.1926 ± 0.0195
肺	8	0.4551 ± 0.0513	0.4690 ± 0.0455	0.4635 ± 0.0644	0.4347 ± 0.0742
胸腺	8	0.0851 ± 0.0094	0.1013 ± 0.0216	0.0942 ± 0.0172	0.0946 ± 0.0173
肾	8	0.6705 ± 0.0419	0.6758 ± 0.0352	0.6884 ± 0.0612	0.6803 ± 0.0533
肾上腺	8	0.0264 ± 0.0035	0.0279 ± 0.0041	0.0249 ± 0.0022	0.0244 ± 0.0037
卵巢	8	0.0320 ± 0.0055	0.0316 ± 0.0054	0.0319 ± 0.0086	0.0363 ± 0.0075
子宫	8	0.1745 ± 0.0512	0.1997 ± 0.0479	0.1840 ± 0.0504	0.2165 ± 0.0432
恢复4周结束					
绝对重量/g					
体重	5	311.2 ± 8.3	279.3 ± 18.0	298.6 ± 24.9	299.2 ± 6.9
脑	5	1.8836 ± 0.0434	1.8870 ± 0.0907	1.8982 ± 0.1108	1.9196 ± 0.0887
心	5	1.1074 ± 0.1079	1.0900 ± 0.0905	1.0304 ± 0.1061	1.2342 ± 0.2102
肝	5	7.2718 ± 0.3199	6.6618 ± 0.5251	6.6662 ± 0.8289	6.9390 ± 0.6316
脾	5	0.5706 ± 0.0562	0.5302 ± 0.0737	0.6000 ± 0.0973	0.5662 ± 0.0237
肺	5	1.3888 ± 0.0491	1.2785 ± 0.0894	1.3572 ± 0.1030	1.4082 ± 0.0784
胸腺	5	0.2452 ± 0.0849	0.2050 ± 0.0319	0.2186 ± 0.0399	0.2128 ± 0.0711
肾	5	2.0242 ± 0.1527	1.9998 ± 0.1239	1.9994 ± 0.1819	2.0624 ± 0.1927
肾上腺	5	0.0678 ± 0.0089	0.0733 ± 0.0107	0.0702 ± 0.0082	0.0696 ± 0.0151
卵巢	5	0.1078 ± 0.0174	0.1385 ± 0.0304	0.1238 ± 0.0240	0.1214 ± 0.0284
子宫	5	0.7024 ± 0.1706	0.7253 ± 0.1582	0.7240 ± 0.3112	0.4688 ± 0.0531
脏器系数（g/100 g 体重）					
脑	5	0.6058 ± 0.0265	0.6763 ± 0.0158	0.6399 ± 0.0721	0.6418 ± 0.0318
心	5	0.3563 ± 0.0386	0.3930 ± 0.0556	0.3452 ± 0.0247	0.4117 ± 0.0631
肝	5	2.3393 ± 0.1482	2.3889 ± 0.1842	2.2273 ± 0.1273	2.3164 ± 0.1554
脾	5	0.1834 ± 0.0177	0.1906 ± 0.0290	0.2001 ± 0.0200	0.1894 ± 0.0104
肺	5	0.4466 ± 0.0219	0.4588 ± 0.0358	0.4581 ± 0.0604	0.4704 ± 0.0162
胸腺	5	0.0790 ± 0.0281	0.0735 ± 0.0111	0.0737 ± 0.0147	0.0708 ± 0.0223
肾	5	0.6514 ± 0.0596	0.7183 ± 0.0621	0.6700 ± 0.0384	0.6888 ± 0.0553

续上表

测定时间 指标	每组动物数（只）	灭菌注射用水对照组	低剂量组（33 mg/kg）	中剂量组（99 mg/kg）	高剂量组（198 mg/kg）
肾上腺	5	0.0218 ± 0.0028	0.0264 ± 0.0051	0.0235 ± 0.0022	0.0232 ± 0.0047
卵巢	5	0.0347 ± 0.0057	0.0501 ± 0.0134	0.0414 ± 0.0070	0.0406 ± 0.0098
子宫	5	0.2253 ± 0.0528	0.2592 ± 0.0507	0.2401 ± 0.0919	0.1565 ± 0.0150

注：恢复期结束，低剂量组 $n=4$。

表 4-37 田基黄提取物对雄性 SD 大鼠脏器重量及脏器系数的影响（$\bar{x} \pm s$）

测定时间 指标	每组动物数（只）	灭菌注射用水对照组	低剂量组（33 mg/kg）	中剂量组（99 mg/kg）	高剂量组（198 mg/kg）
给药 13 周结束					
绝对重量/g					
体重	8	521.6 ± 38.8	533.6 ± 25.3	501.5 ± 48.2	496.9 ± 40.5
脑	8	2.0498 ± 0.0480	2.0931 ± 0.1044	2.0968 ± 0.0663	2.1293 ± 0.0572
心	8	1.6864 ± 0.1135	1.9250 ± 0.2646 *	1.6629 ± 0.1471	1.7485 ± 0.1889
肝	8	12.1834 ± 1.5387	12.6384 ± 1.0091	11.5379 ± 1.6823	11.9417 ± 1.4909
脾	8	0.8396 ± 0.1028	0.8995 ± 0.1203	0.8540 ± 0.1324	0.8098 ± 0.0950
肺	8	2.0121 ± 0.2147	1.8751 ± 0.1402	1.7855 ± 0.1477	1.9316 ± 0.1667
胸腺	8	0.2775 ± 0.0581	0.3436 ± 0.1196	0.2308 ± 0.0536	0.2885 ± 0.0531
肾	8	3.3308 ± 0.2669	3.3578 ± 0.2518	3.2505 ± 0.3311	3.3070 ± 0.2113
肾上腺	8	0.0535 ± 0.0128	0.0638 ± 0.0084	0.0576 ± 0.0072	0.0540 ± 0.0118
睾丸	8	3.1074 ± 0.2824	3.1730 ± 0.2018	3.2806 ± 0.4851	3.2691 ± 0.1405
附睾	8	1.2813 ± 0.1039	1.2644 ± 0.1033	1.2870 ± 0.1313	1.3008 ± 0.1090
脏器系数（g/100 g 体重）					
脑	8	0.3945 ± 0.0249	0.3924 ± 0.0119	0.4206 ± 0.0304	0.4312 ± 0.0389
心	8	0.3237 ± 0.0143	0.3622 ± 0.0601	0.3336 ± 0.0388	0.3530 ± 0.0383
肝	8	2.3299 ± 0.1492	2.3681 ± 0.1474	2.2956 ± 0.1811	2.4009 ± 0.1852
脾	8	0.1609 ± 0.0149	0.1684 ± 0.0193	0.1701 ± 0.0183	0.1629 ± 0.0133
肺	8	0.3873 ± 0.0472	0.3513 ± 0.0191	0.3574 ± 0.0276	0.3905 ± 0.0416
胸腺	8	0.0538 ± 0.0131	0.0639 ± 0.0196	0.0466 ± 0.0126	0.0578 ± 0.0070
肾	8	0.6391 ± 0.0316	0.6298 ± 0.0464	0.6482 ± 0.0239	0.6693 ± 0.0677
肾上腺	8	0.0103 ± 0.0025	0.0120 ± 0.0018	0.0115 ± 0.0014	0.0109 ± 0.0022
睾丸	8	0.5967 ± 0.0505	0.5954 ± 0.0415	0.6545 ± 0.0808	0.6612 ± 0.0538 *
附睾	8	0.2472 ± 0.0303	0.2369 ± 0.0150	0.2575 ± 0.0239	0.2635 ± 0.0317
恢复 4 周结束					
绝对重量/g					
体重	5	535.0 ± 44.6	501.6 ± 58.7	555.8 ± 60.1	478.4 ± 41.8
脑	5	2.0960 ± 0.0561	2.0666 ± 0.0780	2.1298 ± 0.0301	2.0036 ± 0.0923
心	5	1.8576 ± 0.2617	1.6850 ± 0.3805	1.7022 ± 0.1507	1.6892 ± 0.2515
肝	5	13.2932 ± 1.6217	11.4730 ± 1.7298	12.6922 ± 1.7745	11.0174 ± 1.6832
脾	5	0.8676 ± 0.1938	0.8438 ± 0.1259	0.8396 ± 0.0641	0.7874 ± 0.1709

续上表

测定时间 指标	每组 动物数（只）	灭菌注射用水 对照组	低剂量组 （33 mg/kg）	中剂量组 （99 mg/kg）	高剂量组 （198 mg/kg）
肺	5	2.0270 ± 0.2146	1.7770 ± 0.1296 *	1.9500 ± 0.1601	1.7120 ± 0.1145 *
胸腺	5	0.2764 ± 0.0609	0.2234 ± 0.0565	0.2966 ± 0.0591	0.2710 ± 0.0525
肾	5	3.5668 ± 0.1198	3.2946 ± 0.2987	3.5430 ± 0.3226	3.0710 ± 0.2704 *
肾上腺	5	0.0522 ± 0.0107	0.0488 ± 0.0121	0.0478 ± 0.0086	0.0490 ± 0.0078
睾丸	5	3.2190 ± 0.2810	3.1602 ± 0.3426	3.1422 ± 0.4344	3.1040 ± 0.0793
附睾	5	1.4044 ± 0.0964	1.3532 ± 0.0663	1.2348 ± 0.0714 *	1.3446 ± 0.0877
脏器系数（g/100 g 体重）					
脑	5	0.3934 ± 0.0252	0.4170 ± 0.0561	0.3866 ± 0.0400	0.4202 ± 0.0207
心	5	0.3485 ± 0.0524	0.3362 ± 0.0669	0.3080 ± 0.0300	0.3525 ± 0.0348
肝	5	2.4799 ± 0.1546	2.2800 ± 0.0959	2.2810 ± 0.1585	2.2946 ± 0.1941
脾	5	0.1620 ± 0.0337	0.1690 ± 0.0241	0.1524 ± 0.0191	0.1633 ± 0.0248
肺	5	0.3812 ± 0.0539	0.3573 ± 0.0390	0.3520 ± 0.0189	0.3593 ± 0.0315
胸腺	5	0.0518 ± 0.0109	0.0450 ± 0.0130	0.0537 ± 0.0115	0.0443 ± 0.0262
肾	5	0.6704 ± 0.0591	0.6586 ± 0.0211	0.6403 ± 0.0562	0.6425 ± 0.0305
肾上腺	5	0.0097 ± 0.0013	0.0098 ± 0.0028	0.0086 ± 0.0014	0.0103 ± 0.0015
睾丸	5	0.6056 ± 0.0787	0.6310 ± 0.0299	0.5649 ± 0.0452	0.6535 ± 0.0675
附睾	5	0.2640 ± 0.0301	0.2724 ± 0.0303	0.2237 ± 0.0207 *	0.2829 ± 0.0323

* 与灭菌注射用水对照组相比，均数的差异有统计学意义（$P < 0.05$）。

表4-38 田基黄提取物对雄性 SD 大鼠睾丸的脑重脏器系数的影响（$\bar{x} \pm s$）

测定时间 指标	每组 动物数（只）	灭菌注射用水 对照组	低剂量组 （33 mg/kg）	中剂量组 （99 mg/kg）	高剂量组 （198 mg/kg）
给药13周结束					
脏器系数（g/g 脑重）					
睾丸	8	1.5142 ± 0.1111	1.5177 ± 0.1020	1.5629 ± 0.2166	1.5361 ± 0.0732

7. 病理学检查

1）给药结束

（1）非生殖系统脏器。由表4-39可见，在大体解剖观察方面，对照组1只大鼠肝左叶边缘呈灰褐色，高剂量组1只大鼠腹腔积液1.2 mL。上述改变发生动物少，均属 SD 大鼠常见的自发性病变。病理组织学检查可见个别动物心、肺、肝、胰腺等器官发生病变，但对照组与给药组均有散在发生，判断为动物自发性病变（详见病理报告）。其他组织未见异常。

表 4 -39　给药结束两组动物脏器病理改变（只）

组织	病变	灭菌注射用水对照组		高剂量组	
		♀8	♂8	♀8	♂8
心脏	局灶性心肌坏死慢性炎细胞浸润	1	2	0	0
肺脏	多灶性血管周围炎、少量泡沫细胞渗出	2	1	0	3
肝脏	肝细胞灶性坏死、炎细胞浸润	1	0	1	0
	汇管区周围肝细胞轻度空泡变性	2	0	2	0
胰腺	胰岛间质纤维化伴充血	0	2	0	2
	胰岛及其周围腺泡轻度慢性间质炎	0	0	0	1
	胰岛及其周围腺泡急性间质炎	0	0	0	1

注："♀"表示雌性，"♂"表示雄性。

（2）生殖系统脏器。大体观察各组未见异常。显微镜观察可见对照组及高剂量组各有两只大鼠前列腺轻度慢性间质炎，发生动物少，均属 SD 大鼠常见的自发性病变，亦非药物毒性作用所致。观察子宫/睾丸、卵巢/附睾、乳腺/前列腺等脏器后，未见受试物对大鼠生殖系统产生毒性作用。

2）恢复期结束

（1）非生殖系统脏器。由表 4 -40 可见，大体观察各组大鼠未见异常。显微镜观察可见个别大鼠的心肌组织发生点状或小灶状坏死、慢性炎细胞浸润，肝细胞点状或灶性坏死、慢性炎细胞浸润，肝细胞轻度空泡变性，胰腺腺泡轻度间质炎，胰岛间质纤维化，为 SD 大鼠常见的自发性病变，而非药物毒性作用所致。以上结果表明，恢复期结束阶段大鼠除生殖系统以外的各组织器官，未见受试物对大鼠各脏器产生延迟毒性作用。

表 4 -40　恢复期结束两组动物脏器病理改变（只）

组织	病变	灭菌注射用水对照组		高剂量组	
		♀5	♂5	♀5	♂5
心脏	心肌点状或小灶状坏死、慢性炎细胞浸润	0	2	1	2
肝脏	肝细胞点状或灶性坏死、慢性炎细胞浸润	0	0	0	2
	肝细胞轻度空泡变性	0	4	1	0
胰腺	一处腺泡轻度慢性间质炎	0	1	1	0
	几处腺泡轻度间质炎伴个别胰岛间质纤维化	0	0	0	1

注："♀"表示雌性，"♂"表示雄性。

（2）生殖系统脏器。大体观察各组大鼠未见异常。显微镜观察可见高剂量组 2 只大鼠前列腺慢性间质炎，为 SD 大鼠常见的自发性病变，而非药物毒性作用所致。其余脏器如大鼠睾丸/卵巢、附睾/子宫、前列腺/乳腺等未见明显的病理改变，表明受试物对大鼠生殖系统脏器未产生延迟毒性作用。

【结论】

在本实验室条件下，SD 大鼠连续经口给予 33 mg/kg，99 mg/kg，198 mg/kg 剂量的田基黄提取物 3 个月，动物一般状况良好，血液学、血生化以及病理组织学检查等均未见本供试品相关的毒性反应。SD 大鼠经口给予田基黄提取物 3 个月试验中，198 mg/kg 为安全剂量。

二、Beagle 犬经口给予田基黄提取物 6 个月长期毒性试验

【实验材料】

1. 试药

田基黄提取物，由中山大学广州现代中药质量研究开发中心提供，棕黄色粉末，微溶于水，总黄酮含量大于 50%，密闭防潮、阴凉处保存，批号：20060616，有效期：2 年。供试品配制：临用时用灭菌注射用水配制成所需浓度。

2. 动物

普通级成年健康 Beagle 犬 40 只，雌雄各半，体重 5.0～7.0 kg，由广州市医药工业研究所、广东省 Beagle 犬种质资源研究开发中心提供，生产许可证号：SCXK（粤）2003 - 0007。Beagle 犬饲养于国家成都中药安全性评价中心普通动物房，实验前动物适应环境并进行驱虫治疗，选择健康（雌性须未孕）动物作为受试动物，不锈钢犬笼单笼饲养，饲养条件符合国标 GB 14925—2001，室温 21 ±5 ℃，相对湿度 55% ±15%，12 h 明暗交替。犬全价营养颗粒饲料（四川省医科院实验动物研究所提供，符合实验动物犬配合饲料国家标准 2001）喂养，自来水自由饮用。动物挂颈牌和笼上贴标签作为动物识别标记。

3. 仪器

全自动血液生化分析仪（瑞士 Roche Integra 400 Plus）、全自动血细胞分析仪（意大利 Hema Screen - 18）、生化电解质仪（深圳航创 HC9883）、全自动血凝仪（日本 SYSMEX CA - 500）、全自动尿液分析仪（德国拜耳医疗器械有限公司）、全自动网织红细胞分析仪（日本医疗器械有限公司 R - 500）、电子天平等。

【实验内容】

1. 试验设计

按照《实验动物分组 SOP》规定将 40 只动物随机分 4 组，分别为灭菌注射用水对照组，田基黄提取物低、中、高剂量组。每组 10 只，雌雄各半。人临床拟用剂量为 1.65 mg/kg。本试验按表 4 - 41 设低、中、高三个剂量组，即 16.5 mg/kg，49.5 mg/kg，148.5 mg/kg（分别为犬有效剂量的 6 倍、18 倍、54 倍，人临床拟用剂量的 10 倍、30 倍、90 倍）。另设溶剂对照组，给予等体积灭菌注射用水。

本品临床为口服用药，因此本试验采用经口灌胃给药，各组动物按 3 mL/kg 体重的比例经口灌胃给予受试药物及注射用水，每周一至周六给药，每天 1 次，周日停药，连续给药 6 个月后，停药恢复 1 个月。

表 4 - 41　剂量设计

组　　别	给药途径	剂　量（mg/kg）	相当于临床拟用剂量倍数	给药体积（mL/kg）	动物数（只）	
					雌	雄
灭菌注射用水对照组	灌胃	—	—	3	5	5
低剂量组	灌胃	16.5	10	3	5	5
中剂量组	灌胃	49.5	30	3	5	5
高剂量组	灌胃	148.5	90	3	5	5

2. 观察与检查

1) 一般情况

每天试验前观察动物外观体征、行为活动、腺体分泌、呼吸、粪便性状、生殖器、死亡等情况及其他中毒表现，如果出现临床症状，需增加观察次数。给药前测体重 2 次，给药后每周测 1 次；给药前测体温、眼底和心电图（Ⅱ导联）2 次，给药 3 月、给药结束以及停药恢复期结束各检测 1 次。

2) 血液学

检测指标：红细胞计数（RBC）、红细胞容积（HCT）、平均红细胞容积（MCV）、血红蛋白（HGB）、平均红细胞血红蛋白（MCH）、平均红细胞血红蛋白浓度（MCHC）、网织红细胞计数（RET）、白细胞计数（WBC）及分类（DC）、血小板计数（PLT）、凝血酶原时间（PT）、活化部分凝血酶时间（APTT）。检测频率：给药前测定 2 次，给药 3 月、给药结束，以及停药恢复期结束各检测 1 次。

3）血液生化指标

检测指标：天门冬氨酸转氨酶（AST）、谷氨酸－丙酮酸转氨酶（ALT）、γ－谷氨酰转移酶（GGT）、肌酸磷酸激酶（CK）、碱性磷酸酶（ALP）、尿素氮（BUN）、肌酐（CREA）、总蛋白（TP）、白蛋白（ALB）、血糖（GLU）、总胆固醇（CHOL）、甘油三酯（TG）、总胆红素（T－BIL）、低密度脂蛋白（LDL）、高密度脂蛋白（HDL）及钠离子浓度（Na^+）、钾离子浓度（K^+）、氯离子浓度（Cl^-）等。检测频率：给药前测定 2 次，给药 3 月、给药结束，以及停药恢复期结束各检测 1 次。

4）尿液、粪便指标

检测指标：pH 值、比重（SG）、尿胆原（UBG）、尿胆红素（BIL）、尿蛋白（PRO）、尿糖（GLU）、白细胞（LEU）、酮体（KET）、潜血（BLD）、亚硝酸盐（NIT）尿液沉渣的显微镜观察，粪便虫卵及隐血。检测频率：给药前测定 2 次，给药 3 月、给药结束，以及停药恢复期结束各检测 1 次。

5）骨髓检查

动物解剖前取骨髓做骨髓涂片检查。

6）系统尸解和病理组织学检查

（1）系统尸解。于给药后 3 个月、给药结束，以及停药恢复期结束，每组分别取 4 只、4 只、2 只动物（雌雄各半）施以安乐死后进行解剖。解剖前动物禁食 8～12 h，戊巴比妥钠 25 mg/kg 静脉注射麻醉，股动脉放血，对其进行系统尸解和病理组织学检查。

（2）脏器重量及脏器系数。称取下列脏器和组织的重量并计算脏器系数：脑、心、肝、脾、肺、肾、肾上腺、睾丸、附睾、子宫、卵巢、胸腺。

（3）病理组织学检查。检测脏器：脑（大脑、小脑、脑干）、脊髓（颈、胸、腰段）、坐骨神经、垂体、甲状腺（带甲状旁腺）、肾上腺、心脏、主动脉、肺、气管、食管、唾液腺、肝脏、胆囊、胰腺、胃、十二指肠、回肠、结肠、肾脏、膀胱、睾丸/卵巢、附睾/子宫、前列腺/乳腺、胸腺、脾脏、肠系膜淋巴结、给药局部淋巴结、骨髓。

3. 统计分析

体重、体温、血液学、血生化、心电图、脏器系数等定量指标和尿比重（SG）、pH 等半定量指标采用"均数±标准差"（$\bar{x} \pm s$）描述。尿、便检查的分类指标（二分类、有序多分类），采用频数计数描述。动物数少于 3 只时，直接列出原始数据。

采用单因素方差分析（ANOVA）分别对检疫期 Beagle 犬的体重、体温、血液学、血生化、心电图和尿 SG、pH 等各指标均数的组别差异，进行统计学检验；均数差异有统计学意义时（$P < 0.05$），采用 LSD 法对组间均数的差异进行两两比较

（即 ANOVA 分析后接 LSD 法两两比较）。LEVENE 方差齐性检验，提示方差不齐时（$P < 0.05$），采用 Kruskal – Wallis 秩和检验（K – W 法）对上述指标均数的组别差异，进行统计学检验；均数差异有统计学意义时（$P < 0.05$），Mann – Whiteney U 检验（M – W 法）对组间均数的差异进行两两比较（即 K – W 法秩和检验后接 M – W 法秩和检验）。

给药期 Beagle 犬的体重、体温、血液学、血生化、心电图、脏器系数和尿 SG、pH 等各指标均数的组别差异，采用 ANOVA 分析，后接 LSD 法两两比较，进行统计学检验。方差不齐时，采用 K – W 法后接 M – W 法秩和检验，进行统计学检验。检疫期，均数的组别差异有统计学意义的指标，以检疫期的数据为协变量，采用单因素协方差分析（ANCOVA）后接 LSD 法两两比较，对均数的组别差异，进行统计学检验。

尿、便检查的二分类指标采用确切概率法卡方检验，有序多分类指标采用 K – W 法后接 M – W 法秩和检验，对指标分布的组别差异，进行统计学检验。

所有检验均为双侧检验 $\alpha = 0.05$。所有的统计分析，均在 SPSS for Windows 13.0 软件下完成。

病理等资料采用描述分析。

【实验结果】

1. 一般状况

给药期间及恢复期间各组动物未见死亡，动物食欲正常，精神状态良好，皮毛光泽度好，大小便正常，无竖毛、流泪、抽搐、呕吐、流涎等其他毒性症状出现。

2. 体重

由表 4 – 42 可见，给药 3 个月内，田基黄提取物各给药组体重与对照组相比，各时间点差异均无统计学意义（$P > 0.05$）。停药恢复期亦未见异常改变。

表 4 – 42　田基黄提取物对 Beagle 犬体重的影响（kg, $\bar{x} \pm s$）

测定时间	动物数（只/组）	灭菌注射用水对照组	低剂量组（16.5 mg/kg）	中剂量组（49.5 mg/kg）	高剂量组（148.5 mg/kg）
给药前	10	6.486 ± 0.529	6.434 ± 0.422	6.524 ± 0.538	6.493 ± 0.576
给药 1 周	10	6.752 ± 0.528	6.785 ± 0.422	6.680 ± 0.542	6.505 ± 0.658
给药 2 周	10	6.929 ± 0.540	6.848 ± 0.470	7.005 ± 0.553	6.778 ± 0.630
给药 3 周	10	7.275 ± 0.603	7.111 ± 0.474	7.209 ± 0.511	6.995 ± 0.640
给药 4 周	10	7.586 ± 0.550	7.426 ± 0.521	7.499 ± 0.691	7.332 ± 0.635

续上表

测定时间	动物数 （只/组）	灭菌注射用水 对照组	低剂量组 （16.5 mg/kg）	中剂量组 （49.5 mg/kg）	高剂量组 （148.5 mg/kg）
给药5周	10	7.807 ± 0.555	7.592 ± 0.533	7.626 ± 0.806	7.493 ± 0.754
给药6周	10	8.311 ± 0.610	8.139 ± 0.593	8.226 ± 0.994	8.088 ± 0.819
给药7周	10	8.570 ± 0.631	8.480 ± 0.587	8.469 ± 0.973	8.292 ± 0.819
给药8周	10	8.938 ± 0.597	8.777 ± 0.682	8.818 ± 0.996	8.503 ± 0.898
给药9周	10	8.923 ± 0.777	8.822 ± 0.701	8.831 ± 1.068	8.526 ± 1.057
给药10周	10	9.109 ± 0.770	8.896 ± 0.740	8.995 ± 0.981	8.739 ± 1.020
给药11周	10	9.305 ± 0.949	9.222 ± 0.785	9.306 ± 1.149	8.959 ± 1.115
给药12周	10	9.013 ± 0.995	8.993 ± 0.843	9.155 ± 1.145	8.800 ± 1.117
给药13周	10	8.917 ± 1.040	9.044 ± 0.870	8.996 ± 1.214	8.761 ± 1.127
给药14周	6	8.763 ± 0.845	9.095 ± 0.684	9.113 ± 1.310	8.632 ± 0.924
给药15周	6	8.693 ± 0.899	9.122 ± 0.734	9.005 ± 1.373	8.567 ± 0.990
给药16周	6	8.698 ± 0.928	9.157 ± 0.844	9.063 ± 1.469	8.597 ± 0.902
给药17周	6	8.547 ± 0.949	9.068 ± 1.009	9.005 ± 1.525	8.523 ± 0.958
给药18周	6	8.533 ± 1.059	9.082 ± 1.025	9.032 ± 1.530	8.402 ± 0.908
给药19周	6	8.588 ± 1.038	9.108 ± 1.070	9.112 ± 1.605	8.410 ± 0.967
给药20周	6	8.538 ± 1.053	8.992 ± 1.023	8.913 ± 1.594	8.352 ± 0.919
给药21周	6	8.682 ± 1.066	9.232 ± 1.022	9.067 ± 1.925	8.530 ± 0.972
给药22周	6	8.655 ± 1.095	9.030 ± 1.125	9.015 ± 1.931	8.417 ± 1.092
给药23周	6	8.703 ± 1.189	9.163 ± 1.089	9.088 ± 2.057	8.505 ± 1.184
给药24周	6	8.750 ± 1.127	9.225 ± 1.165	9.078 ± 2.028	8.385 ± 1.112
给药25周	6	8.935 ± 1.105	9.422 ± 1.139	9.342 ± 2.235	8.627 ± 1.092
给药26周	6	8.950 ± 1.184	9.307 ± 1.194	9.237 ± 2.220	8.558 ± 1.236
恢复1周	2	8.44　　11.00	10.52　　8.49	10.11　　8.84	7.87　　9.86
恢复2周	2	8.42　　11.03	10.55　　8.57	10.12　　8.99	7.97　　9.84
恢复3周	2	8.37　　11.04	10.60　　8.67	9.99　　9.02	8.02　　9.85
恢复4周	2	8.93　　11.19	10.99　　8.73	10.48　　9.47	8.37　　10.60

注：恢复期数据由于样本量少，故直接列出。

3. 体温

由表4-43可见，给药期间及恢复期间，各给药组动物体温未见异常改变。

表 4 - 43　田基黄提取物对 Beagle 犬体温的影响（℃, $\bar{x} \pm s$ ）

测定时间	动物数（只/组）	灭菌注射用水对照组	低剂量组（16.5 mg/kg）	中剂量组（49.5 mg/kg）	高剂量组（148.5 mg/kg）
检疫期	10	37.91 ± 0.19	37.59 ± 0.63	37.57 ± 0.48	37.55 ± 0.60
给药 13 周	10	38.57 ± 0.23	38.68 ± 0.14	38.67 ± 0.19	38.51 ± 0.28
给药 26 周	6	38.68 ± 0.21	38.52 ± 0.66	38.60 ± 0.36	38.53 ± 0.45
恢复 4 周	2	38.2　38.4	38.2　38.4	38.1　38.0	38.3　38.7

注：恢复期数据由于样本量少，故直接列出。

4. 血液学指标

由表 4 - 44 可见，给药 3 个月，高剂量组的 PLT 高于对照组。给药结束时，中、高剂量组 MID% 低于对照组，高剂量组 HGB 及 HCT 低于对照组。以上差异有统计学意义（$P < 0.05$），但对相应个体值进行分析，未见明显异常改变的个体，且个体值及均值与给药前自身相比，亦未见明显改变，故上述变化无生物学意义。其余指标（RBC、MCV、MCH、MCHC、RET、WBC、PT、APTT）各给药组在给药 3 个月、给药结束及停药恢复期结束时未见明显异常改变。

表 4 - 44　田基黄提取物对 Beagle 犬血液学指标的影响（ $\bar{x} \pm s$ ）

测定时间指标	动物数（只/组）	灭菌注射用水对照组	低剂量组（16.5 mg/kg）	中剂量组（49.5 mg/kg）	高剂量组（148.5 mg/kg）
WBC（10×10^9/L）					
检疫期	10	12.34 ± 2.19	11.02 ± 2.51	9.83 ± 2.20	11.01 ± 4.21
给药 13 周	10	13.10 ± 2.96	12.47 ± 2.15	11.51 ± 4.13	12.80 ± 4.33
给药 26 周	6	9.74 ± 1.56	9.35 ± 1.46	8.43 ± 1.91	10.59 ± 3.23
恢复 4 周	2	8.16　11.60	8.84　10.60	8.20　8.36	15.60　9.39
LYM（%）					
检疫期	10	19.62 ± 3.71	17.35 ± 4.84	19.29 ± 3.35	18.92 ± 5.06
给药 13 周	10	20.24 ± 7.28	17.00 ± 4.60	17.11 ± 5.60	17.50 ± 4.00
给药 26 周	6	20.82 ± 3.68	20.45 ± 4.12	19.62 ± 2.78	19.37 ± 3.38
恢复 4 周	2	25.8　14.5	24.1　16.6	18.0　20.7	17.2　21.9
MID（%）					
检疫期	10	10.69 ± 1.91	9.86 ± 1.53	9.94 ± 2.62	11.73 ± 3.47
给药 13 周	10	12.77 ± 3.75	11.01 ± 2.62	9.80 ± 2.79	9.46 ± 2.96
给药 26 周	6	12.97 ± 3.33	10.06 ± 3.91	7.73 ± 3.78 *	7.09 ± 3.32 *
恢复 4 周	2	0.9　2.4	10.2　2.0	1.3　2.0	1.1　9.6

续上表

指标 测定时间	动物数 （只/组）	灭菌注射用水 对照组	低剂量组 （16.5 mg/kg）		中剂量组 （49.5 mg/kg）		高剂量组 （148.5 mg/kg）	
GRA（%）								
检疫期	10	69.69 ± 3.55	72.80 ± 5.37		70.77 ± 3.42		69.35 ± 6.84	
给药13周	10	67.00 ± 8.27	72.01 ± 4.78		73.10 ± 6.06		73.03 ± 4.90	
给药26周	6	66.18 ± 5.37	69.53 ± 7.21		73.32 ± 5.54		73.53 ± 2.66	
恢复4周	2	73.4	83.2	65.7	81.4	80.7	77.3	81.6	68.5
LYM（10×10⁹/L）								
检疫期	10	2.430 ± 0.668	1.959 ± 1.025		1.932 ± 0.551		1.968 ± 0.578	
给药13周	10	2.556 ± 0.844	2.067 ± 0.478		1.884 ± 0.674		2.176 ± 0.702	
给药26周	6	2.043 ± 0.583	1.893 ± 0.380		1.632 ± 0.365		1.985 ± 0.396	
恢复4周	2	2.10	1.67	2.13	1.76	1.48	1.73	2.69	2.06
MID（10×10⁹/L）								
检疫期	10	1.323 ± 0.369	1.079 ± 0.377		0.935 ± 0.221		1.231 ± 0.492	
给药13周	10	1.704 ± 0.783	1.385 ± 0.442		1.095 ± 0.401		1.180 ± 0.481	
给药26周	6	1.207 ± 0.446	0.915 ± 0.300		0.633 ± 0.295		0.763 ± 0.421	
恢复4周	2	0.07	0.28	0.90	0.21	0.10	0.17	0.18	0.90
GRA（10×10⁹/L）								
检疫期	10	8.594 ± 1.586	7.988 ± 1.395		6.940 ± 1.733		7.807 ± 3.518	
给药13周	10	8.845 ± 2.468	9.030 ± 1.782		8.525 ± 3.560		9.450 ± 3.591	
给药26周	6	6.403 ± 0.795	6.542 ± 1.416		6.157 ± 1.603		7.830 ± 2.665	
恢复4周	2	5.99	9.62	5.81	8.61	6.62	6.46	12.70	6.43
RBC（10×10¹³/L）								
检疫期	10	6.756 ± 0.522	6.679 ± 0.707		6.908 ± 0.600		6.590 ± 0.580	
给药13周	10	7.703 ± 0.734	7.776 ± 0.872		7.937 ± 0.597		7.748 ± 0.678	
给药26周	6	7.322 ± 0.312	7.483 ± 0.628		7.142 ± 0.282		6.802 ± 0.500	
恢复4周	2	7.46	6.47	8.04	7.36	7.94	6.93	7.25	6.59
HGB（g/L）								
检疫期	10	128.9 ± 11.2	126.5 ± 11.7		129.7 ± 10.9		125.3 ± 11.9	
给药13周	10	156.3 ± 10.8	153.9 ± 16.1		156.6 ± 11.0		151.6 ± 10.5	
给药26周	6	171.2 ± 5.6	170.8 ± 13.0		162.5 ± 6.5		155.8 ± 8.4 *	
恢复4周	2	176	158	186	164	190	165	166	151

续上表

指标 测定时间	动物数 (只/组)	灭菌注射用水 对照组	低剂量组 (16.5 mg/kg)	中剂量组 (49.5 mg/kg)	高剂量组 (148.5 mg/kg)
HCT（%）					
检疫期	10	40.65 ± 3.66	39.46 ± 4.39	40.69 ± 3.16	39.40 ± 3.73
给药 13 周	10	45.81 ± 3.41	45.70 ± 4.63	46.36 ± 3.59	45.27 ± 3.42
给药 26 周	6	50.33 ± 1.73	49.90 ± 3.57	47.70 ± 1.82	45.65 ± 2.74 ∗
恢复 4 周	2	49.9　45.5	53.7　48.7	54.0　47.5	48.0　43.5
MCV（fL）					
检疫期	10	60.3 ± 2.4	59.1 ± 1.5	59.1 ± 2.0	59.8 ± 1.5
给药 13 周	10	59.5 ± 2.1	59.0 ± 1.6	58.3 ± 1.3	58.5 ± 1.8
给药 26 周	6	68.8 ± 1.0	66.8 ± 1.0	66.8 ± 1.3	67.2 ± 1.8
恢复 4 周	2	67.0　70.4	66.8　66.2	68.0　68.5	66.3　66.1
MCH（ρg）					
检疫期	10	19.07 ± 0.70	18.98 ± 0.68	18.79 ± 0.72	19.00 ± 0.54
给药 13 周	10	20.32 ± 0.78	19.83 ± 0.63	19.72 ± 0.72	19.59 ± 0.61
给药 26 周	6	23.40 ± 0.45	22.82 ± 0.22	22.73 ± 0.46	22.92 ± 0.58
恢复 4 周	2	23.5　24.4	23.1　22.3	23.9　23.9	22.9　22.9
MCHC（g/L）					
检疫期	10	316.7 ± 6.2	321.0 ± 9.3	318.3 ± 5.3	317.6 ± 6.3
给药 13 周	10	341.1 ± 6.1	336.5 ± 7.4	337.2 ± 8.0	334.8 ± 6.4
给药 26 周	6	340.2 ± 3.4	342.2 ± 3.8	340.3 ± 2.7	341.2 ± 4.1
恢复 4 周	2	352　347	346　337	351　348	345　346
RET（%）					
检疫期	10	1.000 ± 0.327	0.875 ± 0.086	0.752 ± 0.199	0.942 ± 0.214
给药 13 周	10	0.576 ± 0.266	0.661 ± 0.299	0.617 ± 0.229	0.753 ± 0.223
给药 26 周	6	0.893 ± 0.481	0.768 ± 0.215	0.603 ± 0.118	0.917 ± 0.380
恢复 4 周	2	0.95　0.57	1.34　1.28	0.82　1.00	0.99　0.97
PLT（10×10^9/L）					
检疫期	10	376.7 ± 70.7	373.9 ± 49.8	371.8 ± 52.9	369.2 ± 40.2
给药 13 周	10	275.7 ± 63.7	286.4 ± 35.5	319.8 ± 37.2	333.4 ± 58.9 ∗
给药 26 周	6	283.0 ± 65.8	267.3 ± 29.0	307.8 ± 88.7	350.5 ± 70.7
恢复 4 周	2	276　220	154　242	241　324	305　261

续上表

指标 测定时间	动物数 （只/组）	灭菌注射用水 对照组	低剂量组 （16.5 mg/kg）	中剂量组 （49.5 mg/kg）	高剂量组 （148.5 mg/kg）
PT（s）					
检疫期	10	6.92 ± 0.88	6.19 ± 0.41 *	6.18 ± 0.45 *	6.45 ± 0.59
给药 13 周	10	6.02 ± 0.66	5.44 ± 0.33	5.45 ± 0.40	5.64 ± 0.52
给药 26 周	6	5.68 ± 0.78	5.35 ± 0.63	5.40 ± 0.34	5.38 ± 0.48
恢复 4 周	2	4.9 5.7	5.4 4.9	5.3 4.9	4.8 4.7
APTT（s）					
检疫期	10	10.42 ± 0.54	10.25 ± 0.46	10.44 ± 0.29	10.67 ± 0.59
给药 13 周	10	10.74 ± 0.50	10.54 ± 0.68	10.81 ± 0.70	10.89 ± 0.47
给药 26 周	6	9.68 ± 0.54	9.60 ± 0.30	9.93 ± 0.56	10.10 ± 0.57
恢复 4 周	2	12.4 10.1	12.1 11.6	11.7 12.2	12.5 12.5

注：①检疫期 = （检疫期1 + 检疫期2）/2。②＊与灭菌注射用水对照组相比，均数的差异有统计学意义（$P < 0.05$）。③恢复期数据由于样本量少，直接列出。

5. 血液生化指标

由表 4 - 45 可见，给药结束，ALB 高剂量组低于对照组（$P < 0.05$），但其值仍在正常值范围之内（26.242 ～ 38.864 g/L），且与给药前自身相比，未见明显改变，故无生物学意义。其余时间点各剂量组血液生化（ALP、ALT、AST、GGT、CK、BUN、CREA、TP、TBIL、TG、CHOL、HDL、LDL、GLU）、电解质（Na^+、K^+、Cl^-）等指标与使用灭菌注射用水的对照组相比差异均无统计学意义（$P > 0.05$）。

表 4 - 45　田基黄提取物对 Beagle 犬血生化指标的影响（$\bar{x} \pm s$）

测定时间 指标	动物数 （只/组）	灭菌注射用水 对照组	低剂量组 （16.5 mg/kg）	中剂量组 （49.5 mg/kg）	高剂量组 （148.5 mg/kg）
ALP（U/L）					
检疫期	10	152.97 ± 25.64	178.10 ± 73.77	155.14 ± 35.49	145.10 ± 16.54
给药 13 周	10	93.39 ± 25.39	117.23 ± 42.65	107.22 ± 30.16	112.15 ± 40.82
给药 26 周	6	70.60 ± 25.22	78.48 ± 30.42	98.52 ± 27.52	82.43 ± 26.41
恢复 4 周	2	62.2 73.9	55.5 74.0	62.8 82.4	84.7 74.2
ALT（U/L）					
检疫期	10	27.17 ± 5.58	29.06 ± 6.95	29.83 ± 6.15	25.56 ± 5.60
给药 13 周	10	30.45 ± 9.71	33.38 ± 9.53	33.44 ± 6.41	26.23 ± 7.61

续上表

测定时间 指标	动物数 （只/组）	灭菌注射用水 对照组	低剂量组 （16.5 mg/kg）	中剂量组 （49.5 mg/kg）	高剂量组 （148.5 mg/kg）
给药 26 周	6	34.58 ± 10.49	41.55 ± 14.45	45.12 ± 12.52	35.80 ± 11.47
恢复 4 周	2	42.4　27.8	47.5　45.6	45.7　73.0	33.7　29.8
AST（U/L）					
检疫期	10	40.14 ± 7.88	35.36 ± 5.47	36.16 ± 4.58	35.49 ± 3.98
给药 13 周	10	29.54 ± 6.16	28.55 ± 4.91	27.50 ± 4.98	27.88 ± 4.89
给药 26 周	6	24.82 ± 4.42	23.00 ± 4.15	27.42 ± 10.78	27.28 ± 5.37
恢复 4 周	2	30.0　21.1	27.6　29.4	28.7　26.6	30.4　24.2
GGT（U/L）					
检疫期	10	1.05 ± 0.42	0.96 ± 0.20	1.48 ± 0.95	1.12 ± 0.87
给药 13 周	10	1.87 ± 0.62	1.68 ± 0.49	2.19 ± 0.67	1.74 ± 1.02
给药 26 周	6	4.27 ± 0.63	3.67 ± 0.76	4.02 ± 0.82	3.65 ± 0.98
恢复 4 周	2	3.5　4.1	3.2　3.2	4.1　4.8	2.5　3.6
CK（U/L）					
检疫期	10	308.5 ± 106.9	245.3 ± 56.5	253.9 ± 78.7	219.2 ± 33.5
给药 13 周	10	181.7 ± 58.0	171.6 ± 56.1	162.9 ± 41.7	169.6 ± 64.3
给药 26 周	6	121.0 ± 27.3	122.5 ± 21.9	124.7 ± 34.3	168.7 ± 111.1
恢复 4 周	2	126　85	110　155	103　141	125　121
BUN（mmol/L）					
检疫期	10	1.467 ± 0.210	1.708 ± 0.372	1.594 ± 0.361	1.772 ± 0.406
给药 13 周	10	1.625 ± 0.293	1.801 ± 0.367	1.643 ± 0.313	1.843 ± 0.347
给药 26 周	6	2.272 ± 0.341	2.555 ± 0.322	1.958 ± 0.221	2.543 ± 0.580
恢复 4 周	2	2.32　2.04	1.52　2.25	1.97　1.78	1.77　1.92
CREA（μmol/L）					
检疫期	10	54.3 ± 7.8	57.5 ± 7.8	55.3 ± 8.0	58.6 ± 4.4
给药 13 周	10	64.3 ± 6.5	66.3 ± 5.5	63.8 ± 5.6	66.1 ± 4.7
给药 26 周	6	67.7 ± 7.3	72.2 ± 5.8	64.8 ± 6.9	67.5 ± 6.2
恢复 4 周	2	71　71	61　78	64　60	65　66
TP（g/L）					
检疫期	10	60.93 ± 3.38	59.07 ± 1.43	60.31 ± 1.92	60.17 ± 2.81
给药 13 周	10	62.09 ± 5.73	59.70 ± 3.16	60.81 ± 2.60	62.07 ± 4.35

续上表

测定时间 指标	动物数 （只/组）	灭菌注射用水 对照组	低剂量组 （16.5 mg/kg）	中剂量组 （49.5 mg/kg）	高剂量组 （148.5 mg/kg）
给药 26 周	6	58.85 ± 2.73	57.87 ± 4.35	58.73 ± 2.12	60.98 ± 4.70
恢复 4 周	2	57.0　59.6	59.6　58.8	61.0　63.8	65.2　67.3
ALB（g/L）					
检疫期	10	34.062 ± 2.764	33.444 ± 1.147	34.601 ± 1.486	33.638 ± 1.380
给药 13 周	10	32.451 ± 2.407	32.403 ± 1.748	33.967 ± 2.275	31.701 ± 1.638
给药 26 周	6	35.283 ± 1.192	33.870 ± 1.082	34.473 ± 0.983	32.717 ± 1.565　*
恢复 4 周	2	37.10　37.30	37.56　33.90	39.06　36.93	35.26　37.29
A/G					
检疫期	10	1.279 ± 0.154	1.314 ± 0.118	1.360 ± 0.131	1.285 ± 0.151
给药 13 周	10	1.158 ± 0.291	1.227 ± 0.279	1.272 ± 0.135	1.076 ± 0.210
给药 26 周	6	1.525 ± 0.239	1.438 ± 0.230	1.432 ± 0.161	1.203 ± 0.293
恢复 4 周	2	1.86　1.67	1.70　1.36	1.78　1.38	1.18　1.24
TBIL（μmol/L）					
检疫期	10	1.18 ± 0.34	0.92 ± 0.33	0.87 ± 0.69	1.21 ± 0.55
给药 13 周	10	1.94 ± 0.67	1.80 ± 0.67	1.85 ± 0.98	1.97 ± 0.77
给药 26 周	6	2.17 ± 1.38	1.02 ± 0.39	1.27 ± 0.53	1.27 ± 0.55
恢复 4 周	2	2.9　2.4	3.0　1.2	2.4　2.0	2.0　2.7
CHOL（mmol/L）					
检疫期	10	4.878 ± 0.653	5.185 ± 0.807	5.283 ± 1.096	5.036 ± 0.974
给药 13 周	10	4.615 ± 0.569	5.321 ± 1.053	5.212 ± 1.104	4.881 ± 0.764
给药 26 周	6	4.955 ± 1.238	5.280 ± 0.709	5.500 ± 1.323	5.322 ± 1.008
恢复 4 周	2	4.42　4.57	5.35　6.06	4.51　4.74	5.32　5.31
TG（mmol/L）					
检疫期	10	0.512 ± 0.081	0.514 ± 0.063	0.570 ± 0.178	0.536 ± 0.152
给药 13 周	10	0.402 ± 0.055	0.400 ± 0.076	0.421 ± 0.098	0.427 ± 0.116
给药 26 周	6	0.420 ± 0.094	0.360 ± 0.059	0.368 ± 0.072	0.378 ± 0.035
恢复 4 周	2	0.34　0.43	0.82　0.40	0.42　0.41	0.44　0.37
GLU（mmol/L）					
检疫期	10	4.200 ± 0.351	4.194 ± 0.245	4.331 ± 0.312	4.360 ± 0.455
给药 13 周	10	4.386 ± 0.469	4.350 ± 0.631	4.308 ± 0.360	4.316 ± 0.384

续上表

测定时间 指标	动物数 （只/组）	灭菌注射用水 对照组	低剂量组 （16.5 mg/kg）	中剂量组 （49.5 mg/kg）	高剂量组 （148.5 mg/kg）
给药 26 周	6	5.462 ± 0.437	5.325 ± 0.603	5.123 ± 0.244	4.608 ± 2.313
恢复 4 周	2	5.58　　5.41	5.30　　5.93	5.38　　5.13	5.19　　5.54
HDL（mmol/L）					
检疫期	10	4.115 ± 0.537	4.426 ± 0.596	4.391 ± 0.724	4.238 ± 0.685
给药 13 周	10	4.250 ± 0.492	4.801 ± 0.797	4.722 ± 0.805	4.367 ± 0.575
给药 26 周	6	4.287 ± 0.968	4.580 ± 0.542	4.687 ± 0.874	4.572 ± 0.663
恢复 4 周	2	4.23　　4.30	4.92　　5.50	4.21　　4.18	4.85　　4.73
LDL（mmol/L）					
检疫期	10	0.267 ± 0.102	0.341 ± 0.185	0.387 ± 0.286	0.356 ± 0.288
给药 13 周	10	0.337 ± 0.140	0.582 ± 0.293	0.565 ± 0.382	0.505 ± 0.232
给药 26 周	6	0.295 ± 0.228	0.383 ± 0.167	0.530 ± 0.550	0.427 ± 0.318
恢复 4 周	2	0.20　　0.26	0.35　　0.68	0.17　　0.26	0.40　　0.51
K^+（mmol/L）					
检疫期	10	4.834 ± 0.175	4.810 ± 0.144	4.864 ± 0.227	4.855 ± 0.206
给药 13 周	10	4.605 ± 0.210	4.651 ± 0.243	4.819 ± 0.424	4.862 ± 0.239
给药 26 周	6	4.710 ± 0.196	4.685 ± 0.090	4.698 ± 0.321	4.717 ± 0.123
恢复 4 周	2	4.39　　4.51	4.49　　4.54	4.37　　4.85	4.64　　4.61
Na^+（mmol/L）					
检疫期	10	145.25 ± 1.93	144.98 ± 1.45	145.07 ± 0.95	144.42 ± 1.29
给药 13 周	10	150.19 ± 1.06	149.83 ± 0.69	149.81 ± 0.99	149.38 ± 1.09
给药 26 周	6	149.47 ± 1.47	150.33 ± 1.54	149.23 ± 1.27	149.12 ± 1.13
恢复 4 周	2	142.4　　149.0	146.7　　149.5	147.5　　151.2	150.5　　149.7
Cl^-（mmol/L）					
检疫期	10	106.95 ± 0.93	107.68 ± 1.65	107.82 ± 1.69	107.58 ± 1.39
给药 13 周	10	118.04 ± 3.07	118.09 ± 2.30	116.74 ± 2.24	115.84 ± 2.27
给药 26 周	6	109.50 ± 0.94	110.25 ± 1.70	109.50 ± 0.86	109.25 ± 1.04
恢复 4 周	2	108.8　　108.1	108.8　　110.5	108.8　　109.4	110.1　　108.1

注：①检疫期 = （检疫期 1 + 检疫期 2）/2。②＊与灭菌注射用水对照组相比，均数的差异有统计学意义（$P < 0.05$）。③恢复期数据由于样本量少，直接列出。

6. 粪尿检查

（1）粪便检查。由表4-46可见，给药3个月，低、中、高剂量组寄生虫阳性率均少于灭菌注射用水对照组，其余时间点寄生虫和隐血阳性率的组别差异无统计学意义。

表4-46　田基黄提取物对Beagle犬大便寄生虫卵和隐血的影响（频数）

指标	测定时间指标分级	灭菌注射用水对照组	低剂量组（16.5 mg/kg）	中剂量组（49.5 mg/kg）	高剂量组（148.5 mg/kg）	P
寄生虫卵	第一次检疫					
	-	9	9	10	10	1.000△
	+	1	1	0	0	
	第二次检疫					
	-	8	9	9	8	1.000△
	+	2	1	1	2	
	给药13周	*		*	*	
	-	5	9	10	9	0.041△
	+	5	1	0	1	
	给药26周					
	-	4	4	6	6	0.268△
	±	2	2	0	0	
	恢复4周					
	-	2	2	2	2	—
隐血	第一次检疫					
	-	10	10	10	10	—
	第二次检疫					
	-	10	10	10	10	—
	给药13周					
	-	10	10	10	10	—
	给药26周					
	-	6	6	6	6	—
	恢复4周					
	-	2	2	2	2	—

注：①标△者采用确切概率法卡方检验。②*与溶剂对照组相比，指标等级的差异有统计学意义（$P < 0.05$）。

（2）尿液检查。由表4-47、表4-48可见，给药3个月时，高剂量组KET阳性率高于灭菌注射用水对照组；其余分类指标（SG、pH）各时间点均数组别差异无统计学意义，GLU、PRO、BIL、BLD、UBG、LEU、NIT、颜色各时间点阳性率组别差异均无统计学意义。

表4-47　田基黄提取物对 Beagle 犬尿 SG 和 pH 的影响 ($\bar{x} \pm s$)

指标 测定时间	动物数 （只/组）	灭菌注射用水 对照组	低剂量组 （16.5 mg/kg）	中剂量组 （49.5 mg/kg）	高剂量组 （148.5 mg/kg）
SG					
检疫期	10	1.0098 ± 0.0048	1.0172 ± 0.0093 ＊	1.0162 ± 0.0073	1.0195 ± 0.0083
给药13周	10	1.0150 ± 0.0097	1.0200 ± 0.0094	1.0160 ± 0.0097	1.0195 ± 0.0107
给药26周	6	1.0175 ± 0.0104	1.0200 ± 0.0114	1.0175 ± 0.0094	1.0175 ± 0.0104
恢复4周	2	1.020　1.015	1.005　1.010	1.020　1.010	1.010　1.010
pH					
检疫期	10	7.43 ± 0.78	6.93 ± 0.74	6.95 ± 1.02	6.63 ± 0.59
给药13周	10	7.50 ± 1.13	6.70 ± 0.75	7.25 ± 0.98	6.90 ± 0.57
给药26周	6	6.92 ± 1.07	7.17 ± 0.88	7.17 ± 0.93	6.58 ± 0.58
恢复4周	2	6.0　7.5	6.5　7.5	6.5　8.0	7.5　8.0

注：①检疫期 =（检疫期1 + 检疫期2）/2。②＊与灭菌注射用水对照组相比，均数的差异有统计学意义（$P < 0.05$）。③恢复期数据由于样本量少，故直接列出。

表4-48　田基黄提取物对 Beagle 犬尿常规检查分类指标的影响（频数）

指标	测定时间 指标分级	灭菌注射用 水对照组	低剂量组 （16.5 mg/kg）	中剂量组 （49.5 mg/kg）	高剂量组 （148.5 mg/kg）	P
	第一次检疫					
	-	10	9	10	10	1.000 △
	±	0	1	0	0	
	第二次检疫					
	-	10	10	10	10	-
	给药13周					
GLU	-	10	8	7	7	0.308 △
	±	0	2	3	3	
	给药26周					
	-	5	4	5	6	0.878 △
	±	1	2	1	0	
	恢复4周					
	-	2	2	2	2	——

续上表

指标	测定时间 指标分级	灭菌注射用 水对照组	低剂量组 （16.5 mg/kg）	中剂量组 （49.5 mg/kg）	高剂量组 （148.5 mg/kg）	P
	第一次检疫					
	−	3	2	2	1	
	±	1	1	3	1	
	+	4	4	1	5	0.824
	+ +	2	2	3	3	
	+ + +	0	1	1	0	
	第二次检疫					
	−	1	2	3	1	
	±	1	2	1	2	
	+	4	1	1	4	0.928
	+ +	3	2	5	1	
	+ + +	1	3	0	2	
	给药 13 周					
PRO	−	1	2	0	1	
	±	1	0	1	0	
	+	3	2	2	1	0.578
	+ +	4	6	5	8	
	+ + +	1	0	2	0	
	给药 26 周					
	−	1	0	0	2	
	+	4	1	2	0	0.467
	+ +	0	5	3	2	
	+ + +	1	0	1	2	
	恢复 4 周					
	−	1	1	1	1	
	+ +	1	1	0	1	—
	+ + +	0	0	1	0	

续上表

指标	测定时间 指标分级	灭菌注射用 水对照组	低剂量组 （16.5 mg/kg）	中剂量组 （49.5 mg/kg）	高剂量组 （148.5 mg/kg）	P
	第一次检疫					
	–	5	6	8	4	
	+	0	2	1	5	
	+ +	4	0	0	1	0.443
	+ + +	1	2	1	0	
	第二次检疫				*	
	–	6	3	7	2	
	+	2	4	3	4	
	+ +	2	3	0	3	0.049
	+ + +	0	0	0	1	
	给药 13 周					
BIL	–	3	5	3	1	
	+	0	2	1	3	
	+ +	7	1	6	3	0.424
	+ + +	0	2	0	3	
	给药 26 周					
	–	2	1	1	0	
	+	0	2	0	3	
	+ +	2	2	4	2	0.923
	+ + +	2	1	1	1	
	恢复 4 周					
	–	0	0	0	1	
	+	1	2	2	1	—
	+ +	1	0	0	0	

续上表

指标	测定时间 指标分级	灭菌注射用 水对照组	低剂量组 （16.5 mg/kg）	中剂量组 （49.5 mg/kg）	高剂量组 （148.5 mg/kg）	P
	第一次检疫					
	−	10	8	9	9	0.891△
	±	0	2	1	1	
	第二次检疫					
	−	8	9	9	9	
	±	2	0	1	1	0.899
	+	0	1	0	0	
	给药13周				*	
	−	8	8	8	2	
KET	±	2	2	1	6	0.008
	+	0	0	1	2	
	给药26周					
	−	4	5	6	3	
	±	1	1	0	3	0.250
	+	1	0	0	0	
	恢复4周					
	−	0	1	1	1	
	±	2	0	1	1	—
	+	0	1	0	0	

续上表

指标	测定时间 指标分级	灭菌注射用 水对照组	低剂量组 （16.5 mg/kg）	中剂量组 （49.5 mg/kg）	高剂量组 （148.5 mg/kg）	P
	第一次检疫					
	−	6	4	4	6	
	±	2	5	4	2	
	+	1	0	1	2	0.850
	+ +	0	1	1	0	
	+ + +	1	0	0	0	
	第二次检疫					
	−	5	3	4	3	
	±	5	4	4	6	
	+	0	1	0	0	0.505
	+ +	0	0	2	0	
	+ + +	0	2	0	1	
	给药 13 周					
BLD	−	3	4	2	5	
	±	5	3	4	4	
	+ +	2	1	0	0	0.350
	+ + +	0	2	4	1	
	给药 26 周					
	−	1	1	2	3	
	±	2	2	3	3	
	+	0	1	0	0	
	+ +	1	1	0	0	0.205
	+ + +	2	1	1	0	
	恢复 4 周					
	−	1	2	0	1	
	±	1	0	1	0	
	+ +	0	0	1	0	—
	+ + +	0	0	0	1	

续上表

指标	测定时间 指标分级	灭菌注射用 水对照组	低剂量组 （16.5 mg/kg）	中剂量组 （49.5 mg/kg）	高剂量组 （148.5 mg/kg）	P
	第一次检疫					
	3.2	6	6	6	5	1.000△
	16.0	4	4	4	5	
	第二次检疫					
	3.2	7	7	7	5	0.836△
	16.0	3	3	3	5	
UBG	给药 13 周					
	3.2	9	6	6	4	0.161△
	16.0	1	4	4	6	
	给药 26 周					
	3.2	5	5	5	5	1.000△
	16.0	1	1	1	1	
	恢复 4 周					
	3.2	2	2	2	2	—
	第一次检疫					
	–	0	4	2	2	
	±	3	2	1	5	0.378
	+	5	2	5	1	
	+ + +	2	2	2	2	
	第二次检疫					
	–	1	1	2	3	
	±	2	4	1	3	0.661
	+	4	2	2	1	
	+ + +	3	3	5	3	
	给药 13 周					
LEU	–	3	4	1	4	
	±	2	3	4	5	0.227
	+	3	2	4	1	
	+ + +	2	1	1	0	
	给药 26 周					
	–	4	3	2	3	
	±	2	3	3	1	0.613
	+	0	0	1	2	
	恢复 4 周					
	–	0	1	1	2	
	±	1	1	0	0	—
	+	1	0	1	0	

续上表

指标	测定时间 指标分级	灭菌注射用 水对照组	低剂量组 （16.5 mg/kg）	中剂量组 （49.5 mg/kg）	高剂量组 （148.5 mg/kg）	P
NIT	第一次检疫					
	−	5	6	2	7	0.196△
	+	5	4	8	3	
	第二次检疫					
	−	2	2	1	4	0.556△
	+	8	8	9	6	
	给药13周					
	−	3	4	5	4	0.969△
	+	7	6	5	6	
	给药26周					
	−	1	3	4	3	0.483△
	+	5	3	2	3	
	恢复4周					
	−	1	1	0	1	—
	+	1	1	2	1	
颜色	第一次检疫					
	褐色	1	1	2	2	
	绿色	0	1	0	0	
	橙色	2	4	0	3	0.465△
	红色	2	2	1	1	
	黄色	5	2	7	4	
	第二次检疫					
	褐色	4	4	1	3	
	橙色	1	2	1	1	
	红色	1	0	0	0	0.598△
	黄色	4	4	8	6	
	给药13周					
	褐色	0	3	4	1	
	绿色	3	0	1	0	
	橙色	3	3	2	3	0.244△
	红色	0	1	0	0	
	黄色	4	3	3	6	
	给药26周					
	褐色	0	2	1	0	
	橙色	3	0	1	2	
	红色	0	1	1	0	0.798△
	黄色	3	3	3	4	

续上表

指标	测定时间 指标分级	灭菌注射用 水对照组	低剂量组 (16.5 mg/kg)	中剂量组 (49.5 mg/kg)	高剂量组 (148.5 mg/kg)	P
颜色	恢复4周					
	黄色	2	2	2	2	

注：①标△者采用确切概率法卡方检验；未标△者，采用 K – W 法秩和检验。② * 与溶剂对照组相比，指标等级的差异有统计学意义（$P < 0.05$）。

7. 心电图

由表4 – 49 可见，给药结束，低剂量组 QRS 波时间略低于溶剂对照组（$P < 0.05$），但其值在该年龄段 Beagle 犬的正常值范围之内（41 ～ 67 ms），且其改变无明显剂量 – 反应关系，故此改变无生物学意义。

心电图其余各项指标（心率、P 波、T 波、R 波和 PR 间期、QT 间期）在给药3 个月、给药结束及停药恢复期结束时各给药组与使用灭菌注射用水的对照组相比，差异均无统计学意义（$P > 0.05$）。

表4 – 49　田基黄提取物对 Beagle 犬心电图指标的影响（$\bar{x} \pm s$）

测定时间 指标	动物数 （只）	灭菌注射用水 对照组	低剂量组 (16.5 mg/kg)	中剂量组 (49.5 mg/kg)	高剂量组 (148.5 mg/kg)
心率（次/分）					
检疫期	10	143.3 ± 23.0	129.9 ± 33.1	139.6 ± 24.8	141.7 ± 31.9
给药13周	10	126.5 ± 32.7	128.5 ± 30.7	132.1 ± 18.9	129.4 ± 19.8
给药26周	6	144.8 ± 13.8	127.7 ± 20.0	130.3 ± 35.0	127.5 ± 10.0
恢复4周	2	152　133	159　112	206　138	165　92
P 波/mV					
检疫期	10	0.202 ± 0.040	0.202 ± 0.028	0.219 ± 0.038	0.224 ± 0.036
给药13周	10	0.270 ± 0.043	0.274 ± 0.058	0.282 ± 0.062	0.290 ± 0.054
给药26周	6	0.285 ± 0.046	0.257 ± 0.029	0.282 ± 0.059	0.308 ± 0.027
恢复4周	2	0.29　0.29	0.19　0.34	0.38　0.28	0.27　0.21
P 波/ms					
检疫期	10	44.6 ± 3.0	43.5 ± 4.0	45.9 ± 7.5	44.0 ± 4.9
给药13周	10	47.0 ± 5.4	47.8 ± 3.9	50.0 ± 4.1	47.4 ± 2.5
给药26周	6	45.0 ± 4.9	45.3 ± 3.9	47.0 ± 7.1	44.7 ± 2.1
恢复4周	2	48　50	46　56	50　50	54　54
P – R 间期/ms					

续上表

测定时间指标	动物数（只）	灭菌注射用水对照组		低剂量组（16.5 mg/kg）		中剂量组（49.5 mg/kg）		高剂量组（148.5 mg/kg）	
检疫期	10	84.1 ± 7.5		86.0 ± 10.8		88.0 ± 8.8		83.8 ± 8.8	
给药 13 周	10	88.4 ± 7.3		92.0 ± 11.2		95.0 ± 8.2		86.4 ± 12.1	
给药 26 周	6	85.7 ± 6.7		92.7 ± 10.4		87.3 ± 8.9		82.3 ± 10.4	
恢复 4 周	2	78	94	80	92	84	82	92	86
QRS 波 /ms									
检疫期	10	57.1 ± 2.8		56.5 ± 2.1		56.4 ± 2.2		56.6 ± 2.2	
给药 13 周	10	61.4 ± 4.9		60.2 ± 3.6		60.2 ± 3.5		61.4 ± 3.9	
给药 26 周	6	56.0 ± 3.3		50.7 ± 3.0 *		56.0 ± 5.4		59.0 ± 3.3	
恢复 4 周	2	56	60	52	60	58	56	64	52
Q - T 间期 /ms									
检疫期	10	167.7 ± 7.9		175.7 ± 15.9		175.6 ± 10.2		173.4 ± 13.5	
给药 13 周	10	203.2 ± 31.6		194.6 ± 21.6		196.2 ± 13.0		211.2 ± 21.3	
给药 26 周	6	185.3 ± 8.4		187.3 ± 15.9		180.4 ± 17.9		188.3 ± 12.9	
恢复 4 周	2	168	188	176	212	122	180	192	198
R 波 /mV									
检疫期	10	1.030 ± 0.224		0.974 ± 0.175		0.947 ± 0.216		1.062 ± 0.258	
给药 13 周	10	1.456 ± 0.337		1.316 ± 0.253		1.287 ± 0.341		1.399 ± 0.358	
给药 26 周	6	1.483 ± 0.372		1.352 ± 0.227		1.260 ± 0.242		1.365 ± 0.474	
恢复 4 周	2	1.58	1.80	0.97	1.54	1.61	1.13	1.17	1.94
T 波 /mV									
检疫期	10	0.213 ± 0.110		0.223 ± 0.102		0.223 ± 0.065		0.248 ± 0.136	
给药 13 周	10	0.243 ± 0.129		0.236 ± 0.136		0.265 ± 0.111		0.231 ± 0.117	
给药 26 周	6	0.260 ± 0.140		0.278 ± 0.127		0.170 ± 0.032		0.182 ± 0.086	
恢复 4 周	2	0.21	0.16	0.33	0.14	0.17	0.11	0.23	0.47
T 波 /ms									
检疫期	10	85.6 ± 8.0		91.1 ± 11.9		92.8 ± 10.7		89.7 ± 9.9	
给药 13 周	10	109.0 ± 23.8		105.0 ± 17.5		109.2 ± 11.3		117.6 ± 17.2	
给药 26 周	6	78.0 ± 26.6		83.3 ± 20.8		69.6 ± 16.1		72.3 ± 23.0	
恢复 4 周	2	72	48	94	84	42	62	54	94

注：①检疫期 =（检疫期 1 + 检疫期 2）/2。②给药 26 周结束，中剂量组 Q - T 间期、T 波指标的动物数 $n = 5$。③ * 与灭菌注射用水对照组相比，均数的差异有统计学意义（$P < 0.05$）。④恢复期数据由于样本量少，直接列出。

8. 眼底检查

给药前、给药中期、给药结束及恢复期结束时进行眼底检查，可见各组动物眼底血管纹路清晰无出血点、渗出，视乳头无水肿，动、静脉管径正常，无静脉迂曲现象。

9. 骨髓检查

由表4-50可见，给药结束及停药恢复期结束，各组骨髓粒系、红系及淋巴细胞、巨核细胞等均未见增生活跃及骨髓抑制等现象。

表4-50 田基黄提取物对 Beagle 犬骨髓细胞的影响（$\bar{x} \pm s$）

测定时间 指标	动物数 （只）	灭菌注射用水 对照组	低剂量组 （16.5 mg/kg）	中剂量组 （19.5 mg/kg）	高剂量组 （148.5 mg/kg）
给药13周结束					
粒红比/%	4	2.120 ± 0.897	2.338 ± 1.835	1.298 ± 0.369	1.843 ± 0.752
中性粒细胞中幼/%	4	3.75 ± 1.04	2.00 ± 1.08	3.38 ± 1.18	3.38 ± 1.38
中性粒细胞晚幼/%	4	8.13 ± 2.02	9.13 ± 2.32	7.75 ± 0.96	7.88 ± 2.53
中性粒细胞杆状/%	4	31.00 ± 4.74	33.88 ± 10.78	27.75 ± 5.68	31.25 ± 7.41
中性粒细胞分叶核/%	4	10.13 ± 4.27	7.63 ± 6.05	6.50 ± 1.78	7.38 ± 3.94
原始红细胞/%	4	0.50 ± 0.00	0.50 ± 0.41	0.75 ± 0.29	1.25 ± 0.65
早幼红细胞/%	4	1.25 ± 0.87	0.88 ± 0.48	2.00 ± 1.22	1.50 ± 0.91
中幼红细胞/%	4	7.88 ± 3.52	9.25 ± 4.92	11.00 ± 1.78	8.75 ± 3.33
晚幼红细胞/%	4	19.88 ± 5.45	20.00 ± 6.79	24.38 ± 6.01	20.25 ± 5.61
淋巴细胞/%	4	12.25 ± 6.45	12.75 ± 1.66	11.50 ± 1.68	13.25 ± 1.85
单核细胞/%	4	0.13 ± 0.25	0.13 ± 0.25	0.00 ± 0.00	0.00 ± 0.00
巨核细胞	4	107.8 ± 37.2	143.0 ± 39.4	165.3 ± 39.9	147.5 ± 59.0
给药26周结束					
粒红比/%	4	1.058 ± 0.268	0.980 ± 0.089	1.463 ± 0.428	1.078 ± 0.466
中性粒细胞中幼/%	4	1.88 ± 0.85	2.00 ± 1.00	3.75 ± 3.30	4.00 ± 2.48
中性粒细胞晚幼/%	4	5.63 ± 1.11	5.75 ± 2.40	4.63 ± 3.52	5.75 ± 2.33
中性粒细胞杆状/%	4	27.13 ± 3.25	22.75 ± 4.57	27.38 ± 5.91	17.13 ± 6.92
中性粒细胞分叶核/%	4	4.25 ± 3.52	7.38 ± 6.73	10.13 ± 2.32	12.00 ± 7.08
原始红细胞/%	4	0.75 ± 0.87	0.25 ± 0.29	0.25 ± 0.29	0.63 ± 0.25
早幼红细胞/%	4	2.13 ± 1.31	1.63 ± 0.85	2.13 ± 1.31	1.25 ± 0.65
中幼红细胞/%	4	13.00 ± 5.97	14.38 ± 6.84	15.38 ± 7.23	14.63 ± 3.82
晚幼红细胞/%	4	25.00 ± 4.43	29.25 ± 6.85	18.38 ± 4.07	26.63 ± 10.51

续上表

测定时间 指标	动物数 （只）	灭菌注射用水 对照组		低剂量组 （16.5 mg/kg）		中剂量组 （19.5 mg/kg）		高剂量组 （148.5 mg/kg）	
淋巴细胞/%	4	13.88 ± 8.08		8.63 ± 3.12		12.13 ± 4.71		10.75 ± 5.24	
单核细胞/%	4	0.50 ± 0.41		0.13 ± 0.25		0.50 ± 0.58		0.38 ± 0.75	
巨核细胞	4	261.5 ± 186.2		267.0 ± 289.6		305.0 ± 239.7		318.0 ± 275.3	
恢复4周结束									
粒红比/%	2	0.5	1.2	0.5	0.9	0.4	1.6	0.9	1.1
中性粒细胞中幼/%	2	5.5	8.5	4.0	9.0	3.0	2.0	7.5	4.5
中性粒细胞晚幼/%	2	3.5	2.0	2.0	3.5	2.0	3.0	4.5	5.5
中性粒细胞杆状/%	2	9.0	25.5	13.0	21.0	11.0	20.0	21.0	19.0
中性粒细胞分叶核/%	2	7.0	14.0	7.0	8.5	5.5	19.5	10.0	8.5
原始红细胞/%	2	1.0	0.5	0.5	0.5	0.5	0.5	1.0	0.5
早幼红细胞/%	2	1.5	3.0	1.0	3.0	0.5	1.0	2.0	0.5
中幼红细胞/%	2	27.0	20.0	27.5	21.5	32.0	12.0	21.5	14.5
晚幼红细胞/%	2	33.0	20.0	33.0	22.5	37.5	15.0	24.5	22.5
淋巴细胞/%	2	6.5	2.0	7.5	5.0	4.0	20.0	4.5	18.0
单核细胞/%	2	0.0	0.0	0.0	2.0	0.0	0.0	0.0	0.0
巨核细胞	2	400	300	800	400	800	200	500	600

注：恢复期数据由于样本量少，故直接列出。

10. 脏器系数

由表4-51、表4-52可见，给药中期，低剂量组2只犬和中剂量1只犬的子宫脏器系数和绝对重量显著高于对照组。

表4-51　田基黄提取物对 Beagle 犬脏器重量的影响（$\bar{x} \pm s$）

测定时间 指标	动物数 （只/组）	灭菌注射用水 对照组	低剂量组 （16.5 mg/kg）	中剂量组 （49.5 mg/kg）	高剂量组 （148.5 mg/kg）
给药13周					
体重/kg	4	9.218 ± 1.332	8.680 ± 1.267	9.108 ± 1.522	8.843 ± 1.566
脑/g	4	79.318 ± 9.102	72.540 ± 3.461	75.203 ± 6.997	71.863 ± 3.875
心/g	4	74.990 ± 7.654	68.498 ± 13.282	77.415 ± 10.973	72.623 ± 9.263
肝/g	4	241.220 ± 35.151	253.483 ± 24.312	264.435 ± 32.965	236.293 ± 28.291
脾/g	4	22.595 ± 3.686	22.453 ± 1.059	22.810 ± 3.760	25.670 ± 6.637
肺/g	4	76.030 ± 12.690	66.155 ± 15.195	73.005 ± 12.135	71.945 ± 13.421
胸腺/g	4	6.313 ± 2.454	6.520 ± 2.219	9.243 ± 1.012	4.943 ± 2.547

续上表

测定时间 指标	动物数 (只/组)	灭菌注射用水 对照组	低剂量组 (16.5 mg/kg)		中剂量组 (49.5 mg/kg)		高剂量组 (148.5 mg/kg)	
肾/g	4	42.393 ± 9.497	37.353 ± 6.041		43.313 ± 8.130		40.298 ± 6.213	
肾上腺/g	4	0.825 ± 0.105	0.898 ± 0.106		0.938 ± 0.187		0.953 ± 0.149	
卵巢/g	2	0.56	0.89	1.52	0.86	0.48	1.59	0.53	0.56
子宫/g	2	2.15	3.64	12.83	12.41	2.39	16.91	3.89	2.47
睾丸/g	2	10.79	14.70	12.63	13.37	12.19	16.35	11.24	12.00
附睾/g	2	2.78	4.55	2.00	2.68	2.88	4.51	2.68	3.06
给药26周								
体重/kg	4	8.438 ± 0.850	9.290 ± 1.123		9.105 ± 2.795		8.298 ± 1.312	
脑/g	4	74.515 ± 7.267	72.223 ± 9.615		73.270 ± 4.286		69.873 ± 2.993	
心/g	4	72.250 ± 6.728	77.160 ± 10.364		75.850 ± 18.989		69.925 ± 15.908	
肝/g	4	253.938 ± 24.519	268.445 ± 39.162		300.465 ± 68.842		264.923 ± 76.822	
脾/g	4	23.480 ± 4.762	24.378 ± 4.082		24.472 ± 12.179		19.668 ± 7.434	
肺/g	4	68.443 ± 3.886	76.563 ± 13.284		75.363 ± 23.680		80.748 ± 18.159	
胸腺/g	4	4.087 ± 2.935	4.973 ± 2.768		3.425 ± 1.616		3.450 ± 0.830	
肾/g	4	43.643 ± 3.724	45.308 ± 11.085		46.710 ± 13.927		39.613 ± 5.181	
肾上腺/g	4	0.875 ± 0.126	0.990 ± 0.179		1.025 ± 0.180		1.068 ± 0.087	
卵巢/g	2	3.08	1.80	0.57	0.75	0.98	0.49	0.88	2.32
子宫/g	2	21.29	17.87	4.38	4.15	4.82	3.67	3.72	26.22
睾丸/g	2	12.61	16.68	18.27	13.61	14.72	27.76	9.60	15.75
附睾/g	2	3.24	3.44	4.94	3.72	3.51	4.22	2.74	3.38
恢复4周								
体重/kg	2	8.51	10.85	10.24	8.57	9.87	9.12	8.02	9.89
脑/g	2	78.98	82.30	68.27	73.02	68.65	70.64	69.41	74.81
心/g	2	65.89	89.93	77.93	77.95	83.85	72.44	68.81	78.78
肝/g	2	217.09	281.07	263.57	241.99	214.81	269.51	225.92	301.14
脾/g	2	25.47	24.57	26.30	20.27	26.14	24.21	22.94	24.34
肺/g	2	72.74	82.08	70.03	75.11	72.94	83.68	68.20	90.17
胸腺/g	2	6.74	4.63	3.18	3.35	4.91	1.70	4.90	3.66
肾/g	2	34.92	56.72	39.50	39.07	38.63	55.41	37.73	54.65
肾上腺/g	2	1.02	1.01	1.26	1.19	0.98	1.17	0.79	0.94
卵巢/g	1	0.74		0.78		0.71		0.86	
子宫/g	1	4.38		3.94		3.12		4.09	
睾丸/g	1	14.66		15.75		15.96		13.10	
附睾/g	1	4.57		3.93		4.74		3.30	

注：生殖系统及恢复期数据由于样本量少，直接列出。

表 4-52　田基黄提取物对 Beagle 犬脏器系数的影响（g/100 g 体重，$\bar{x} \pm s$）

测定时间 指标	动物数 （只/组）	灭菌注射用水 对照组	低剂量组 (16.5 mg/kg)		中剂量组 (49.5 mg/kg)		高剂量组 (148.5 mg/kg)	
给药 13 周								
脑	4	0.865 ± 0.083	0.846 ± 0.096		0.842 ± 0.152		0.827 ± 0.116	
心	4	0.818 ± 0.057	0.785 ± 0.060		0.853 ± 0.039		0.829 ± 0.081	
肝	4	2.634 ± 0.379	2.947 ± 0.339		2.939 ± 0.391		2.694 ± 0.190	
脾	4	0.246 ± 0.035	0.262 ± 0.030		0.251 ± 0.023		0.287 ± 0.028	
肺	4	0.824 ± 0.062	0.759 ± 0.111		0.803 ± 0.055		0.815 ± 0.068	
胸腺	4	0.067 ± 0.018	0.075 ± 0.022		0.105 ± 0.031		0.057 ± 0.027	
肾	4	0.464 ± 0.110	0.430 ± 0.037		0.475 ± 0.030		0.458 ± 0.031	
肾上腺	4	0.0090 ± 0.0003	0.0105 ± 0.0022		0.0104 ± 0.0017		0.0110 ± 0.0024	
卵巢	2	0.007　0.010	0.021　0.010		0.007　0.017		0.007　0.008	
子宫	2	0.026　0.042	0.177　0.149		0.034　0.183		0.049　0.034	
睾丸	2	0.121　0.132	0.123　0.152		0.132　0.151		0.104　0.129	
附睾	2	0.031　0.041	0.019　0.030		0.031　0.042		0.025　0.033	
给药 26 周								
脑	4	0.897 ± 0.182	0.777 ± 0.020		0.859 ± 0.240		0.855 ± 0.120	
心	4	0.867 ± 0.152	0.832 ± 0.078		0.847 ± 0.096		0.837 ± 0.062	
肝	4	3.030 ± 0.392	2.883 ± 0.095		3.395 ± 0.575		3.162 ± 0.627	
脾	4	0.278 ± 0.042	0.261 ± 0.013		0.259 ± 0.061		0.233 ± 0.057	
肺	4	0.819 ± 0.116	0.820 ± 0.043		0.830 ± 0.064		0.999 ± 0.318	
胸腺	4	0.046 ± 0.031	0.052 ± 0.022		0.038 ± 0.016		0.043 ± 0.013	
肾	4	0.525 ± 0.100	0.482 ± 0.060		0.518 ± 0.062		0.481 ± 0.060	
肾上腺	4	0.0104 ± 0.0010	0.0109 ± 0.0030		0.0117 ± 0.0020		0.0131 ± 0.0020	
卵巢	2	0.033　0.020	0.007　0.009		0.017　0.006		0.012　0.023	
子宫	2	0.229　0.202	0.051　0.051		0.082　0.048		0.050　0.256	
睾丸	2	0.152　0.228	0.172　0.140		0.131　0.238		0.126　0.197	
附睾	2	0.039　0.047	0.046　0.038		0.031　0.036		0.036　0.042	
恢复 4 周								
脑	2	0.928　0.759	0.667　0.852		0.696　0.775		0.865　0.756	
心	2	0.774　0.829	0.761　0.910		0.850　0.794		0.858　0.797	
肝	2	2.551　2.591	2.574　2.824		2.176　2.955		2.817　3.045	
脾	2	0.299　0.226	0.257　0.237		0.265　0.265		0.286　0.246	
肺	2	0.855　0.756	0.684　0.876		0.739　0.918		0.850　0.912	

续上表

测定时间 指标	动物数 （只/组）	灭菌注射用水 对照组		低剂量组 （16.5 mg/kg）		中剂量组 （49.5 mg/kg）		高剂量组 （148.5 mg/kg）	
胸腺	2	0.079	0.043	0.031	0.039	0.050	0.019	0.061	0.037
肾	2	0.410	0.523	0.386	0.456	0.391	0.608	0.470	0.553
肾上腺	2	0.012	0.009	0.012	0.014	0.010	0.013	0.010	0.010
卵巢	1	0.009		0.008		0.007		0.011	
子宫	1	0.051		0.038		0.032		0.051	
睾丸	1	0.135		0.184		0.175		0.132	
附睾	1	0.042		0.046		0.052		0.033	

注：生殖系统及恢复期数据由于样本量少，故直接列出。

给药结束，溶剂对照组 2 只犬和高剂量组 1 只犬的子宫脏器系数和绝对重量明显较高。

其余各给药组脑、心、肝、脾、肺、胸腺、肾、肾上腺及生殖器官等脏器的绝对重量及脏器系数均未见异常改变，与对照组相比差异均无统计学意义。

11. 病理学检查

1）给药中期

大体解剖观察：低剂量组 1 只犬的双侧乳腺皮下出血；中剂量组 2 只犬脾下缘血肿，1 只犬的子宫呈结节状，一侧卵巢出血；高剂量组 1 只犬的左肺，以及右肺上、中叶，距肺门远端呈红白色。以上均属犬常见自发性病变，与受试药物无关。其余犬的脏器肉眼观察未见异常。

病理组织学检查，可见个别动物垂体、甲状旁腺、肺、肝、子宫、乳腺、胸腺、脾脏及淋巴结等器官发生轻度病变，以上均属犬常见自发性病变，对照组与给药组均有发生。其余组织未见异常。

2）给药结束

（1）非生殖系统脏器。肉眼观察低剂量组 1 只犬的右肺下叶有一区域突出于表面，显微镜观察为小叶性肺炎；中剂量组 1 只犬的脾下缘血肿，显微镜观察为脾脏局部出血；高剂量组 1 只犬的右肺下叶、尾叶实变，呈红褐色，局部区域质地较硬，显微镜观察为融合性小叶肺炎；高剂量组另 1 只犬的右肺下叶尖部有一棕色区域，质地中等，显微镜观察为肺异物肉芽肿。另外，肉眼观察可见灭菌注射用水对照组 1 只犬的胆囊内有泥沙样结石，显微镜观察未见相应改变。上述肺病变属 Beagle 犬常见肺部病变，属自发性病变。显微镜观察另见低剂量组 1 只犬的胆囊黏膜固有层少量慢性炎细胞浸润，1 只犬的脾脏局部出血。以上病变亦属 Beagle 犬常见自发性病变，与受试物作用无关。

（2）生殖系统脏器。由表4-53可见，肉眼观察到灭菌注射用水对照组1只犬的一侧卵巢囊肿，子宫体积增大，显微镜观察为卵巢黄体囊肿，子宫肌层增厚，内膜呈分泌早期改变，乳腺为静息期；肉眼观察到灭菌注射用水对照组1只犬的卵巢、子宫体积增大，子宫角迂曲，显微镜观察为卵巢多个黄体形成，子宫肌层增厚、胶原增生、内膜呈分泌期改变，乳腺为静息期。以上卵巢、子宫与乳腺形态符合犬的性周期改变，属于动物正常生理形态。肉眼观察到高剂量组1只犬的卵巢、子宫体积增大，子宫角迂曲，显微镜观察为卵巢多个黄体形成，子宫肌层增厚、胶原增生、子宫内膜呈分泌期改变，乳腺轻度增生、间质增生明显，不能排除犬假妊娠。而肉眼观察此动物第三对乳头双侧皮下有红色出血点、左侧多个乳头，显微镜观察未见相应出血性改变，但一乳房可见两个乳头，双乳头为动物发育畸形，与药物作用无关。显微镜观察可见，低剂量组有1只犬（2F02）出现乳腺轻度增生，卵巢可见各级卵泡，子宫内膜为增生期改变；另一只犬（2F01）的乳腺未见明显异常。中剂量组1只犬（3F01）的乳腺中度增生、部分小叶间导管可见少量分泌物，卵巢可见各级卵泡，子宫内膜为分泌期改变；另一只犬（3F02）的乳腺未见明显异常。高剂量组1只犬（4F01）的乳腺增生明显、导管内存在较多分泌物；同组另一只犬（4F02）的乳腺轻度增生，间质增生明显。这两只犬的乳腺改变与相应的卵巢、子宫的生理周期有一定的一致性。另显微镜观察见中剂量组1只犬的急性前列腺炎，病变仅发生1例，系Beagle犬自发性病变。

表4-53　各组动物卵巢、子宫与乳腺形态对照

组　别	动物编号	组织		
		卵巢	子宫	乳腺
灭菌注射用水对照组	1F01	黄体囊肿	内膜分泌早期，肌层增厚	静息期，未见明显异常
	1F02	多个黄体形成	内膜分泌期，肌层增厚	静息期，未见明显异常
低剂量组	2F01	可见各级卵泡	内膜增生期	静息期，未见明显异常
	2F02	可见各级卵泡	内膜增生期	乳腺轻度增生
中剂量组	3F01	黄体形成	内膜分泌期	乳腺中度增生，部分小叶间导管可见少量分泌物
	3F02	可见各级卵泡	内膜增生期	静息期，未见明显异常
高剂量组	4F01	多个黄体形成	内膜分泌期	乳腺增生明显，导管内较多分泌物
	4F02	多个黄体形成	内膜分泌期，肌层增厚	乳腺轻度增生，间质增生明显

3）恢复期结束

（1）非生殖系统脏器。肉眼观察发现灭菌注射用水对照组 1 只动物的心包膜外有一黄色结节，质地柔软，包膜完整，显微镜观察为脂肪瘤。肉眼观察发现低剂量组 1 只动物的脾脏下缘血肿，显微镜观察为脾脏边缘局部出血。肉眼观察发现中剂量组 1 只动物的脾脏腹侧面散在黄白色细颗粒，下缘有一条索状灰白色区域，显微镜观察为异物肉芽肿，局部被膜增厚、纤维化。以上病变散在发生，且未在高剂量组发现相应改变，为 Beagle 犬自发性病变。其余脏器未见明显异常。

（2）生殖系统脏器。由表 4-54 可见，肉眼观察均未见明显异常。显微镜观察灭菌注射用水对照组 1 只动物卵巢可见各级卵泡及间质，其子宫内膜呈增生期改变，乳腺为静息期，符合动物性周期改变，属于动物正常生理形态。显微镜观察各给药组动物卵巢均可见黄体形成、子宫内膜呈分泌期改变、乳腺轻微增生。此 3 只动物乳腺改变与相应的卵巢、子宫的生理周期有一定的一致性，推测与药物作用无关。另外，显微镜观察见各给药组动物均有慢性前列腺炎，且中剂量组病变程度较其他组动物轻，无剂量关系，为 Beagle 犬自发性病变。

表 4-54　各组动物卵巢、子宫与乳腺形态对照

组　　别	动物编号	组 织		
		卵巢	子宫	乳腺
灭菌注射用水对照组	1F03	可见各级卵泡	内膜呈增生期改变	静息期
低剂量组	2F03	可见黄体形成	内膜呈分泌期改变	轻度增生
中剂量组	3F03	可见黄体形成	内膜呈分泌期改变	轻度增生
高剂量组	4F03	可见黄体形成	内膜呈分泌期改变	轻度增生

【结论】

Beagle 犬经口给予田基黄提取物（16.5 mg/kg，49.5 mg/kg，148.5 mg/kg，相当于人临床拟用剂量的 10 倍、30 倍、90 倍）3 个月，动物一般状况良好，血液学、血生化以及病理组织学检查等均未见与本供试品相关的毒性反应。

第五节　总　　结

（1）本研究通过田基黄提取物对小鼠自主活动的影响、对阈下剂量戊巴比妥钠催眠作用的影响、对阈上剂量戊巴比妥钠所致小鼠睡眠时间影响和对 Beagle 犬心血管及呼吸系统的影响四个实验，考察了田基黄对实验动物神经系统、心血管系统及呼吸系统的影响。结果表明：该药对实验动物神经系统、心血管系统、呼吸系统无明显影响。

（2）本研究开展了小鼠、大鼠和 Beagle 犬三种动物单次经口给予田基黄提取物的急性毒性试验，观察技术上允许的最大给药剂量受试药物对小鼠和 Beagle 犬产生的毒性反应。结果表明：田基黄提取物以 8.88 g/kg（为临床拟用剂量的 5382 倍）的剂量经口灌胃给予 KM 小鼠 14 天观察期内，小鼠未见死亡，精神及行为活动状况良好，皮肤被毛清洁，大小便正常，体重增长正常，摄食量亦未见异常，观察结束后大体解剖未见脏器异常；田基黄提取物以 4.44 g/kg（为临床拟用剂量的 2691 倍）的剂量经口灌胃给予 SD 大鼠 14 天观察期内，大鼠未见死亡，精神及行为活动状况良好、皮肤被毛清洁、大小便正常，体重增长正常，摄食量亦未见异常，观察结束后大体解剖未见脏器异常；田基黄提取物以 1.32 g/kg（人临床拟用剂量的 800 倍）单次经口给予 Beagle 犬，所有动物未见死亡及一般毒性症状出现，精神状况及食欲、大小便等正常，皮毛光泽度良好，无竖毛，体重增长正常，摄食及饮水正常，各时间点各组血液学、血凝、血生化、电解质指标未见异常。各脏器大体解剖检查均未见异常。

（3）本研究进行了大鼠经口给予田基黄提取物 13 周长期毒性试验和 Beagle 犬经口给予田基黄提取物 6 个月长期毒性试验，结果表明：在本实验室条件下，SD 大鼠连续经口给予 33 mg/kg，99 mg/kg，198 mg/kg 剂量的田基黄提取物 3 个月，动物一般状况良好，血液学、血生化以及病理组织学检查等均未见与本供试品相关的毒性反应；Beagle 犬经口给予田基黄提取物（16.5 mg/kg、49.5 mg/kg、148.5 mg/kg，相当于人临床拟用剂量的 10 倍、30 倍、90 倍）6 个月，动物一般状况良好，血液学、血生化以及病理组织学检查等均未见与受试药物相关的毒性反应。

参考文献

[1] 中华人民共和国国家食品药品监督管理局. 中药、天然药物一般药理学研究技术指导原则［S］. 2005.

［2］中华人民共和国国家食品药品监督管理局．化学药物一般药理学研究技术指导原则［S］．2005.

［3］徐叔云，卞如濂，陈修．药理实验方法学［M］．北京：人民卫生出版社，1982：470，634.

［4］中华人民共和国国家食品药品监督管理局．中药、天然药物急性毒性研究技术指导原则［S］．2005.

［5］周海钧．ICH 药品注册的国际技术要求（安全性部分），2001.

［6］袁伯俊，王治乔．新药临床前安全性评价与实践［J］．北京：军事医学科学出版社，1997.

［7］中华人民共和国国家食品药品监督管理局．中药、天然药物长期毒性研究技术指导原则（第三稿）［S］．2005.

［8］孙敬方．动物实验方法学［M］．北京：人民卫生出版社，2001.

［9］秦伯益．新药评价概论［M］．2 版．北京：人民卫生出版社，1998.